療癒人與動物的
直傳靈氣

Jikiden
REIKI

朱瑞欣 Alvi－著

因爲臼井甕男老師、林忠次郎老師、林智惠老師、山口千代子老師、山口忠夫老師，現在我們仍能學習保持著原本風貌的靈氣，仍能在學習靈氣後得到傳統的漢字證書。

透過紙張，即使相隔近百年的時間，靈氣的精神仍在傳遞！

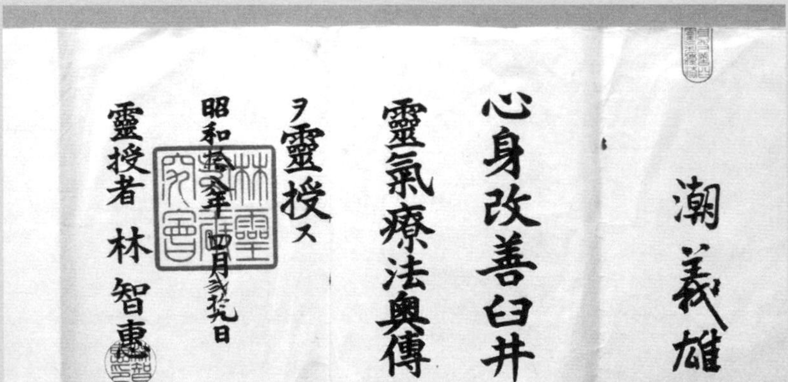

照片由直傳靈氣研究會提供，圖中是山口千代子老師的哥哥潮義雄先生（Yoshio Ushio）當年修畢靈氣的證書，林智惠老師（Chie Hayashi）是林忠次郎老師的夫人。

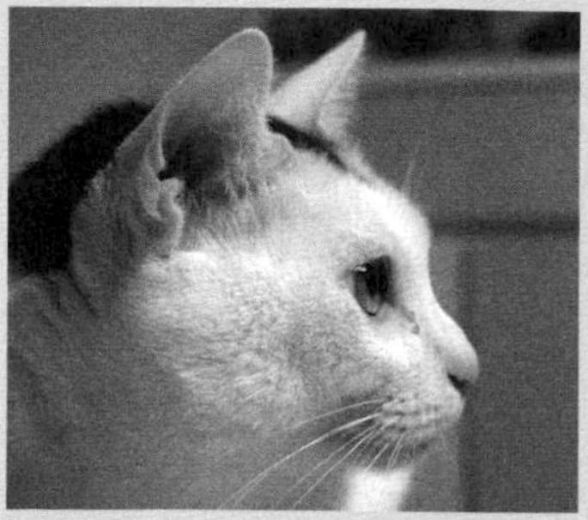

感謝上天讓我遇上靈氣

願將此書獻給

主宰我命運的力量、我的恩師及我的愛貓朱仔……

目次

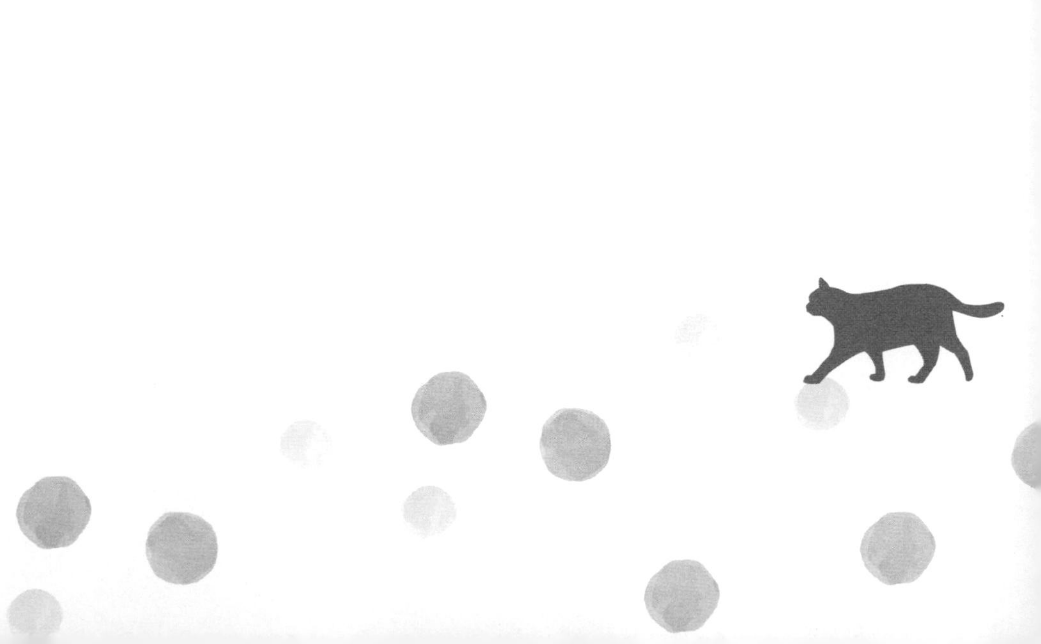

第三部 靈氣療法 93

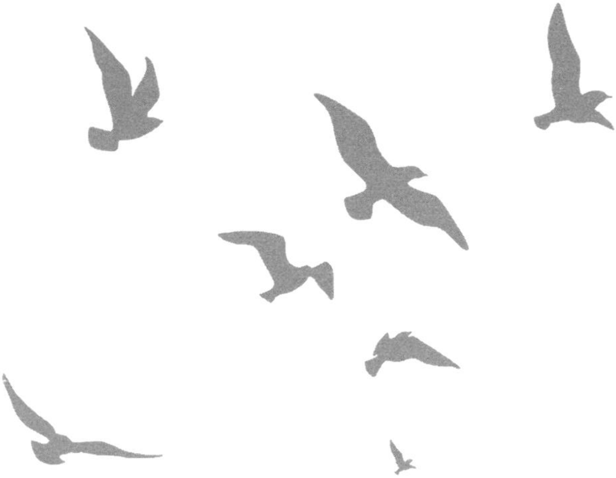

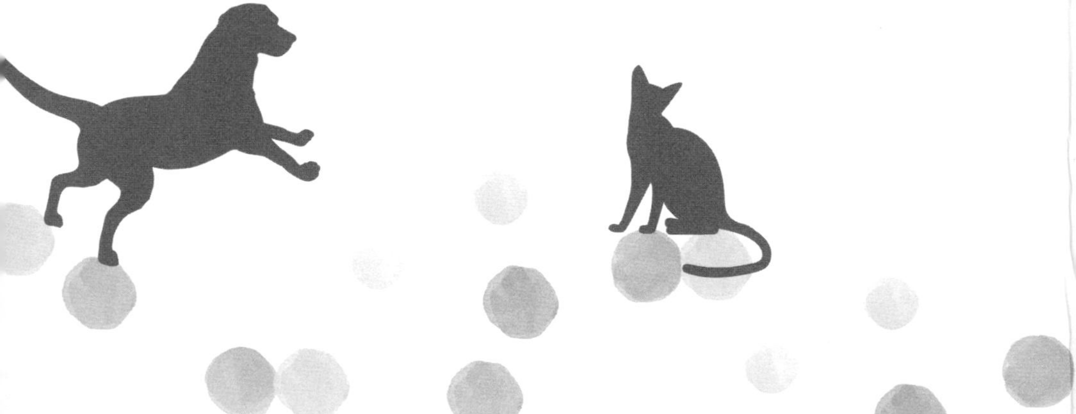

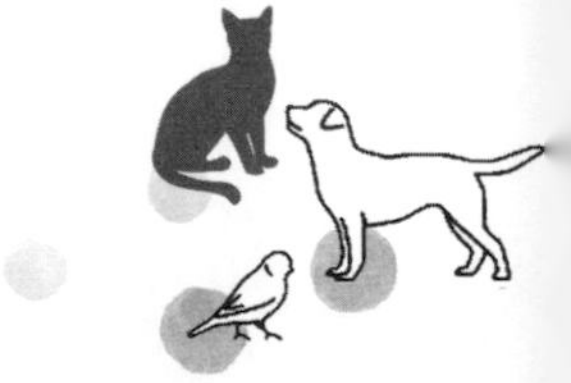

推薦序

療癒身心的靈氣療法在西方世界日漸普及，廣受歡迎。靈氣於九〇年代再度傳回日本，也在亞洲發揚光大，那靈氣最初是如何在日本誕生呢？

一九二二年，靈氣的創始人臼井甕男命名這套療法爲「心身改善臼井靈氣療法」，教導人將靈氣以療癒的方式治理身心疾病。由於靈氣療法容易學習、應用簡單，在短短的數年時間裡，日本國內廣泛傳揚，各地都有學習與使用靈氣的人。到了一九三八年，我的母親山口千代子自臼井大師的直系弟子林忠次郎老師處學習靈氣後，自始長達六十五年的時間一直使用靈氣。從小我就從母親身上感受到靈氣的療效，到我作爲人父時也一直使用靈氣守護我的孩子。

我非常重視如此珍貴的靈氣療法，想起林忠次郎老師對母親的教導、想到靈氣的傳統精神，讓我更加希望靈氣的原貌可以保留並推廣！這也成爲直傳靈氣研究會首要成立動機。時至今日世界面對著各式各樣的問題，人類也受到身體、情緒及心理問題的困擾！讓更多人認識靈氣療法並應用在身心療癒的範疇上，也是非常重要的一環。

目前全球有超過三十個國家的人學習直傳靈氣，而我在二〇一五年認識來自香港的 Alvi。自此每年 Alvi 也開始跟我學習直傳靈氣，有時是帶著她的學生前來京都上課，也有邀請我到香港授課，深刻感覺到她對靈氣療法的尊重和認眞！

當日在香港授課時，我能感受到她對靈氣，對幫助別人與動物的熱情。所以當 Alvi 邀請我到她的工作室參觀，她跟我提到想嘗試寫一本介紹直傳靈氣和她療癒分享的書籍，讓更多人認識直傳靈氣，也希望更多人可以認識到能幫助自己、幫助動物的

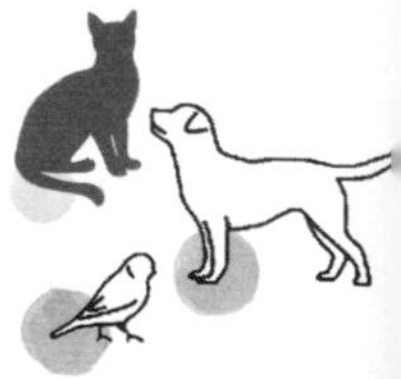

靈氣療法。我感到非常高興，也表達支持！事實上近年在直傳靈氣的教學裡，學員除了熱心於學習對人的身心療癒外，對在動物身上使用靈氣的提問也增加了不少。

後來她讓我參觀她幫助的一間流浪貓舍，更讓我感受到她對動物的愛心與關懷！在此祝願 Alvi 的書本成功，也希望想了解和學習靈氣的人、飼主和動物們能從書中獲得裨益！

也願大家不忘靈氣的本源、靈氣的本質！

山口忠夫

直傳靈氣研究會代表／創辦人

二〇二〇年七月二十三日

＊感謝直傳靈氣研究會的英語翻譯仁木智榮子老師！沒有她的細心，沒有她作爲我和山口老師的溝通橋樑，這篇推薦文就不能面世了！

聲明

本書以分享爲目的，包括靈氣的源流發展、個人心得分享及筆者的心路歷程故事。內容是筆者個人對靈氣的認識及使用靈氣的一些經驗之談，當中並沒有靈氣派別的比較之意，只要能爲人和動物提供幫助便好！希望藉此讓不認識靈氣的人能從中了解更多，並提供不同角度讓已學習靈氣的人參考。

筆者不是醫師或醫療機構人員，書中內容並無取代合格醫療執業者診斷之意。如讀者遇到或懷疑有關健康或醫療的問題，請先向持有專業執業照的醫療人員諮詢。本書內容絕對不能視爲替代傳統醫學或心理健康的診斷和醫療方式！

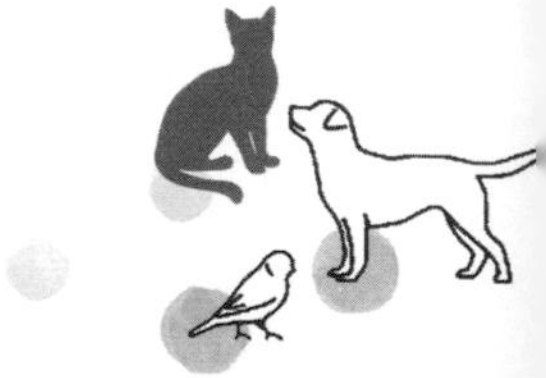

前言

萌生寫書的念頭，源自於二〇一八年初。

雖然之前也想過要寫書，但到了二〇一八年，才眞正想動筆寫一本有關直傳靈氣及動物靈氣的書籍。

目前仍有很多人未聽聞或不甚了解靈氣，對直傳靈氣的認識更是少之又少。在亞洲教授直傳靈氣的人並不多，亦甚少有中文書籍專門介紹直傳靈氣，而直傳靈氣結合動物靈氣的使用分享就又更難找到了。當時我就覺得可以試試看，就算最後無人願意出版，我也當作是溫故知新。

二〇一九年五月，我邀請直傳靈氣研究會（Jikiden Reiki KenKyuKai）的代表山口忠夫老師（Tadao Yamaguchi）來香港授課，也打算問問老師的意見，畢竟我沒有寫書的經驗。而且書本與直傳靈氣有關，所以應當跟山口老師溝通一下，了解他的意向。

下課後我邀老師來我的工作室參觀，順便向他提出有關寫書的念頭，也向他詢問意見。山口老師對這個想法十分支持，也給予了我一些出書的建議。

他跟我提及了靈氣的歷史，包括林忠次郎老師以及他夫人的故事。山口老師以前也有提過很多有關林忠次郎老師的故事，我每次聽到都非常感動！山口老師也很感慨地說，林忠次郎老師在靈氣上貢獻很多，在靈氣發揚上佔有非常重要的角色，所以我們應該也要在書中提及他的事蹟！突如其來的使命感也讓我決定，無論結果如何也動筆試試吧！

希望在這本書裡，我能讓大家更加認識直傳靈氣，也希望藉此與大家分享有關

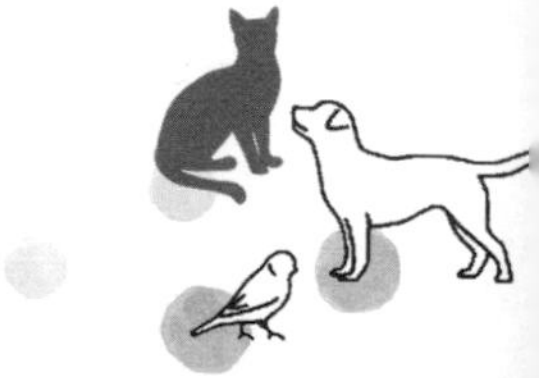

靈氣使用在人和動物身上的經驗。

這本書的完成要感謝很多人，感謝直傳靈氣研究會代表山口忠夫老師的教導、意見及珍貴照片的分享。感謝直傳靈氣研究會內包括廣田郁子老師（Ikuko Hirota）、仁木智榮子老師（Chieko Niki）及職員的幫助，此書方能完成。

最後要謝謝我的學生、客戶抽出他們寶貴的時間，寫下他們對直傳靈氣的個案分享及作爲我本書的模特兒。

第一部

我的故事

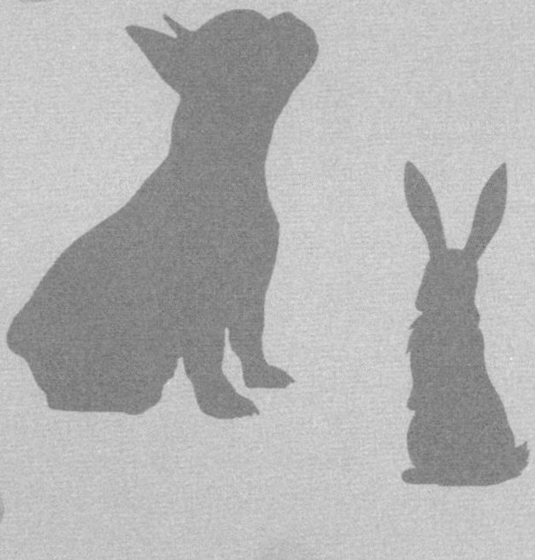

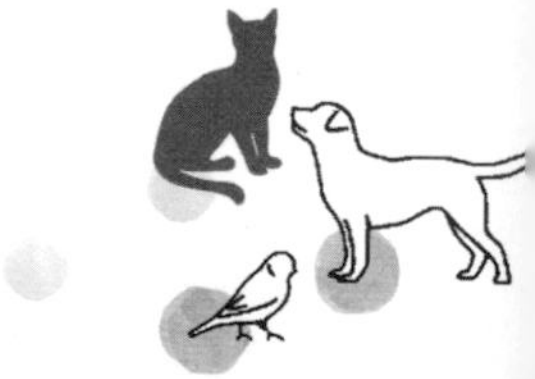

開始

當身邊的人或寵物病倒時，我相信大家都希望自己可以有更多的方法幫助他們。我開始學習與動物溝通，繼而學習靈氣療法，便是因爲我最心愛的貓貓生病了。

二〇〇七年，我家年約四歲的貓貓生病了，往後整整一年多的時間裡每天吃藥，帶牠見過一個又一個醫生，都沒有辦法讓牠的病況好轉。當時我心裡覺得很無助，金錢與時間、期望與失望、焦慮與壓力，看著牠每天辛苦的樣子，除了醫生的建議與藥物外，也不知道還可以爲牠再做些什麼？

在啓蒙恩師的偶然提議下，我開始學習動物溝通，當時單純希望自己可以在各方面爲貓貓做得更多。後來我的動物溝通老師羅西娜．瑪利亞．阿爾克蒂（Rosina Maria Arquati）女士跟我介紹臼井靈氣療法（Usui Shiki Reiki Ryoho），她說靈氣可以使用在人、動物和植物身上，是簡單直接又容易使用的能量療法。

能量療法對當年的我來說並不陌生，即使還未正式展開靈氣的學習旅程，我也已看過相關書籍，例如臼井靈氣、量子觸療、印加能量療法、雙手能量療法等。我也嘗試一些簡單自學的能量練習，只是一直都處於半信半疑的狀態，有時感覺到有能量在手中流動，有時又好像不能辨識，因此從來沒有很認眞看待「能量」這件事。畢竟我當時跟大部分的人一樣，覺得能量看不見又摸不到，又怎麼會如此神奇？相比之下，看醫生吃藥好像比較方便有效。

另外，我也不知道如果想要正式學習能量療法，在哪裡學習比較好？哪一門比較容易學習？學費當然也是其中一個考慮的因素。因此當動物溝通的老師說她有教

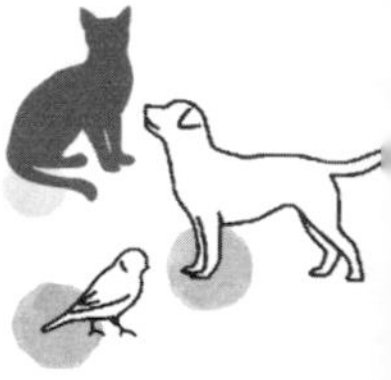

導臼井靈氣的課程時，我便覺得或許是緣分到了，就試試吧！反正我不是身體特別健康的人，家中父親又常常腰酸背痛，貓貓也在生病，應該總有用得上的時候吧！

於是二〇一〇年我開始學習臼井靈氣。羅西娜老師所開辦的臼井靈氣課程共分四個級別，學習第一級時，會簡單講解靈氣的由來、如何使用靈氣，在面對面進行療癒時所需的步驟、手位以及注意事項等，課堂完結前會有一部分時間講解動物靈氣的使用方法及注意事項。一天的課程很充實，很快便完結了。

靈氣的學習並不複雜，也沒有玄怪的元素，老師所教導的臼井靈氣沒有混雜其他學問，一直強調的就是將手放在需要處理的地方，然後順著流動便可，她教導的是很簡單原始的臼井靈氣，十分簡潔明瞭。

老師強調要完成二十一天淨化後，才能繼續學習第二級的靈氣課程，所謂的二十一日淨化，就是連續二十一天爲自己施作靈氣，這樣可以讓靈氣的能量清理及改

第一次幫他施行靈氣時，我的雙手放在他的背部接近下腰的位置，父親說他很快就感覺到一陣暖流，一段時間後感到腰部的肌肉慢慢鬆開。父親年輕時學過氣功，所以對能量流動較為敏感。由於他不明白氣功與靈氣兩者的分別，所以當他第一次接觸靈氣時便問我：這些是什麼氣？數年後他跟我學習直傳靈氣，終於知道了兩者的分別，他還覺得比氣功簡單多了！不過藉此機會我想跟父親道歉，當年他腰痛時會問我，如果時間允許能不能替他施行靈氣，可是我當時太顧慮我的貓，常常忽略了他，還好他現在已經好多了。

在修讀一級靈氣之後，我大概用了一年的時間完成了臼井靈氣導師級別課程。雖然我沒有經常為父親施行靈氣，但我對貓貓是很積極的，因為我覺得人類生病，可以用很多不同療法改善，但動物就不同了，動物外出看醫生會帶來很多壓力，動物也不能自行表達自身的狀況，只能透過一系列的檢查數據來了解進度，所以我一

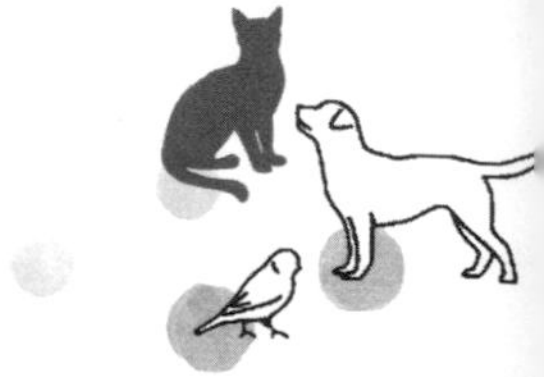

直都比較注重動物的靈氣療法。

上天也對我很好，自從我開始學習動物溝通與靈氣療法後，在幫助身邊的人跟動物的同時，我認識了能幫助貓貓的醫生，加上靈氣的幫助，大約二〇一一年左右我的貓貓便康復了。直到牠離世前，大約復發過三次，但比起以往的不適、吃藥狀況，這些轉變已令我非常感恩。

而同年年底，我的人生出現了一個重大改變，我認識的朋友與義工問我是否可以分享自己對動物溝通及靈氣的認識，我當時覺得自己無法勝任，很怕有損我老師的名聲，但考慮過後我聯絡了老師，詢問她的意見。

到了今天，我還記得她所說的話：「要嘗試就全力去試試看，只要你做得正確，上天會讓你繼續下去。如果你做得不正確，無論你如何努力，上天也不會讓你分毫！」她說她沒辦法替我決定要不要教學，而是上天，我很感謝老師的大度，這句話也成爲了我往後鼓勵別人的金句。

於是我參考老師的課本作爲我教學的框架，開始制定自己的課本，在二〇一二年開始了動物溝通的課程，然後在二〇一三年開始了我第一班臼井靈氣一級及寵物靈氣課程。

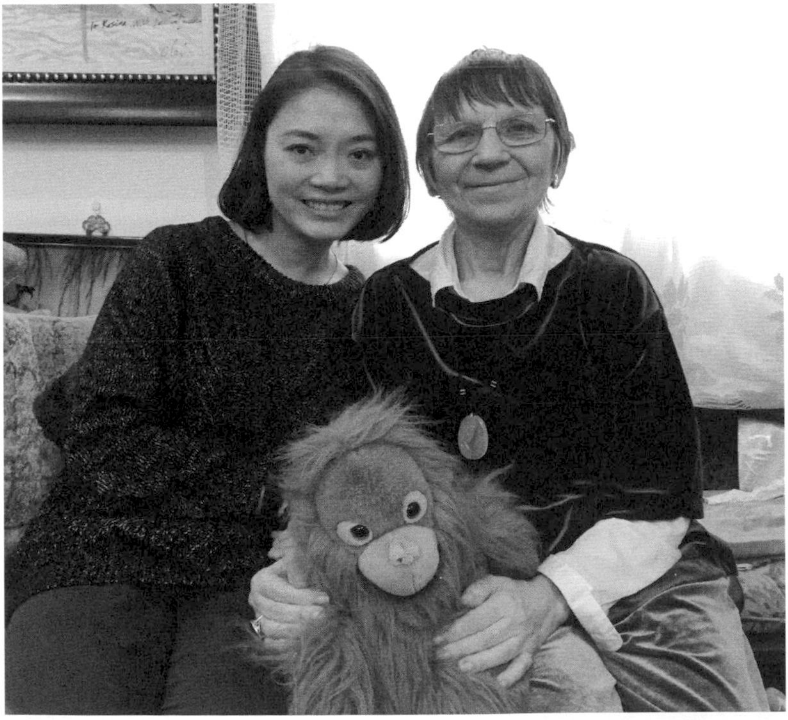

照片攝於 2018 年初羅西娜老師家中

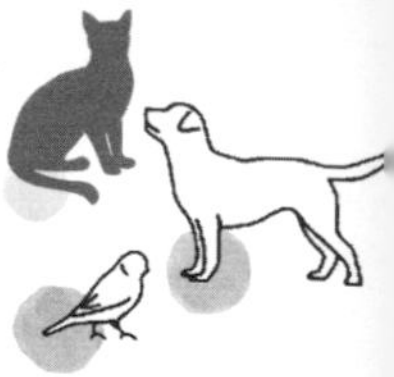

踏上直傳靈氣學習之路

剛開始教學不免遇上種種問題，以及發現自己的不足之處，就如我恩師所說的：「教學相長」。爲了完善自己，我開始閱讀更多有關靈氣的書籍。但累積在心裡的問題卻愈來愈多，包括靈氣發展的疑問、核心人物的事蹟、進行靈氣時的感應等。

雖然有不少學生在使用靈氣上都見到成效，而且很有滿足感，但某些同學在感應上較不靈敏，我開始研究如何改善這方面的問題，並希望自己的教學方針是注重實際使用，而且可以讓學員在使用靈氣的時候分辨出不同的層次和手感。剛開始學習靈氣時會有些學生不善於分辨，他們很容易就會懷疑自己是否眞的在施行靈氣。

我不希望只能對初學者說：「雖然沒有什麼特別的感覺，但靈氣是在發揮效用的！只需要努力就可以慢慢看到變化！」雖然這句話是眞的，但初學者往往因此容易失去繼續使用靈氣的動力。

正在苦惱如何改善教學時，啓蒙恩師提起香港好像有日本傳統源流的靈氣可學，只要在網上搜尋就能找到保留日本傳統的直傳靈氣（Jikiden Reiki），不妨去了解一下，當作充實自己的教學。當年在香港任教直傳靈氣的人少之又少，所以也沒有考慮太多，便立刻報名上課。

當時自己對於學習直傳靈氣並沒有什麼期待，心想都是靈氣，應該跟以前學過的差不多吧，而且當時只是想增長見識，豐富教學而已，結果卻完全超出我的想像，也從沒想過自己會如此喜愛直傳靈氣。

直傳靈氣分前期（Shoden）、後期（Okuden）兩個級別，共分三天進行。剛

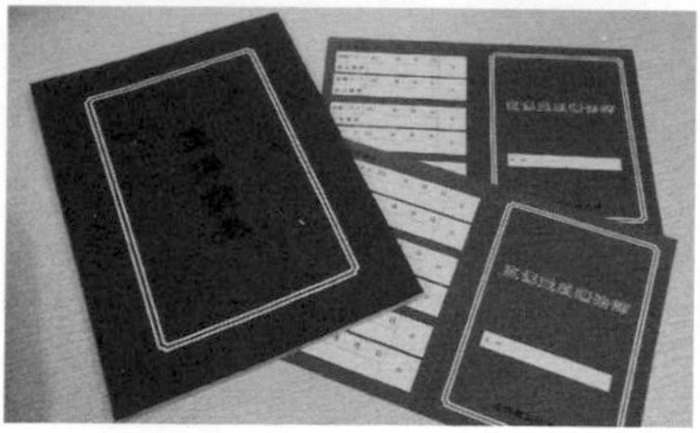

日本直傳靈氣研究會所提供的小巧精美紫色課本

開始上課會講解靈氣的源流，包括傳播到西方的靈氣發展、日本國內的靈氣發展與戰後到現今的情況等等，單單歷史部分，就讓我覺得很有趣。同樣是靈氣，同樣源自臼井老師，也同樣著重五戒的精神，但我所學習的臼井靈氣在使用方法、步驟上與直傳靈氣也有不同之處。在我學習的臼井靈氣中，由於經過西方傳揚，當中加入了一些步驟，例如保護和動機，也有加入一些脈輪、脈輪色、氣場的概念，使用靈氣符號配合冥想，還有對於空間清理、水晶、使用物品上加入靈氣的能量等等。當然作爲身心改善的療法，也有包括對身心問題及自我淨化的處理。而直傳靈氣療法則保留了日本靈氣的傳統面向，在我首次接觸直傳靈氣時，就有配合日本傳統文化去理解其中的概念。直傳靈氣使用方式較爲集中，步驟上也較直接簡單，在前期課程中對身體的理療也很著重，課後練習的步驟也增加對於靈氣的感應和個人的平靜感，這些都讓我受益良多。所以我個人很喜歡直傳靈氣的簡樸，因此留下了強烈的印象。

課後我迫不及待的聯絡親人、朋友、學生與客戶，希望邀請他們體驗直傳靈氣。基於部分學生對我的信任，預約體驗的人一個接一個。無論是本身就對靈氣有所認識的人，抑或是沒有接觸過的朋友，都很喜歡我這套新學習的靈氣，普遍的評語包括：眞的很舒服、感覺滲透性很強、止痛效果很明顯、止痛效果較持久、放鬆效果很好、得到了充分的休息等等。

因爲這個體驗只有我一人在施行，加上每個人的身體狀況不同，所以施行的時間長短不一。我所安排的體驗囊括全身，由頭部開始處理，身體狀況較良好的人可能只需要一個多小時，但也有某些個案需要兩個多小時才能完成。不過由於直傳靈氣的使用方法非常輕鬆，基本上不會有什麼疲累感，所以我也愈來愈常在人和動物身上使用這套靈氣。

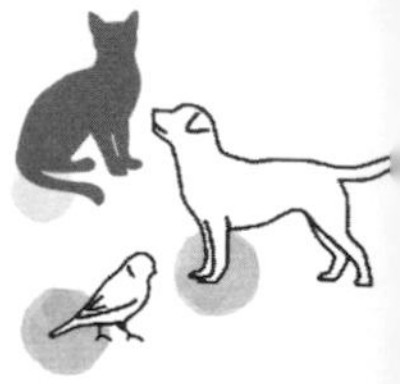

在我還未成爲直傳靈氣的老師時，有一天出於好奇，我到直傳靈氣研究會的網頁瀏覽，發現京都總會有英語課程的資訊，日期就在兩個月後，巧合的是上課日期剛好就是我之前申請休假的日期，我沒多想就寄郵件查詢課程資料。當時的聯絡人廣田郁子老師第二天便回覆我說課堂已額滿，而且還是超額收生，不過她還是細心地查問我的狀況，最後替我安排了前期與後期課程的複訓。一星期後我收到了她寄給我的課程資料簡介，郁子老師知道我是第一次到總會上課，還特意寄了旅客地圖給我，地圖上還用貼紙顯示重要的地標。她也知道我下課後要立刻趕往機場回香港，還提供了不同的交通資訊。

直傳靈氣研究會位於離京都車站約二十分鐘車程的一條巷子裡，是一間傳統京都宅院。爲了避免迷路，我提早一天抵達並確認路線，當天課程還未開始，門口沒有掛出直傳靈氣的暖簾，我還因此再三確認好幾次。

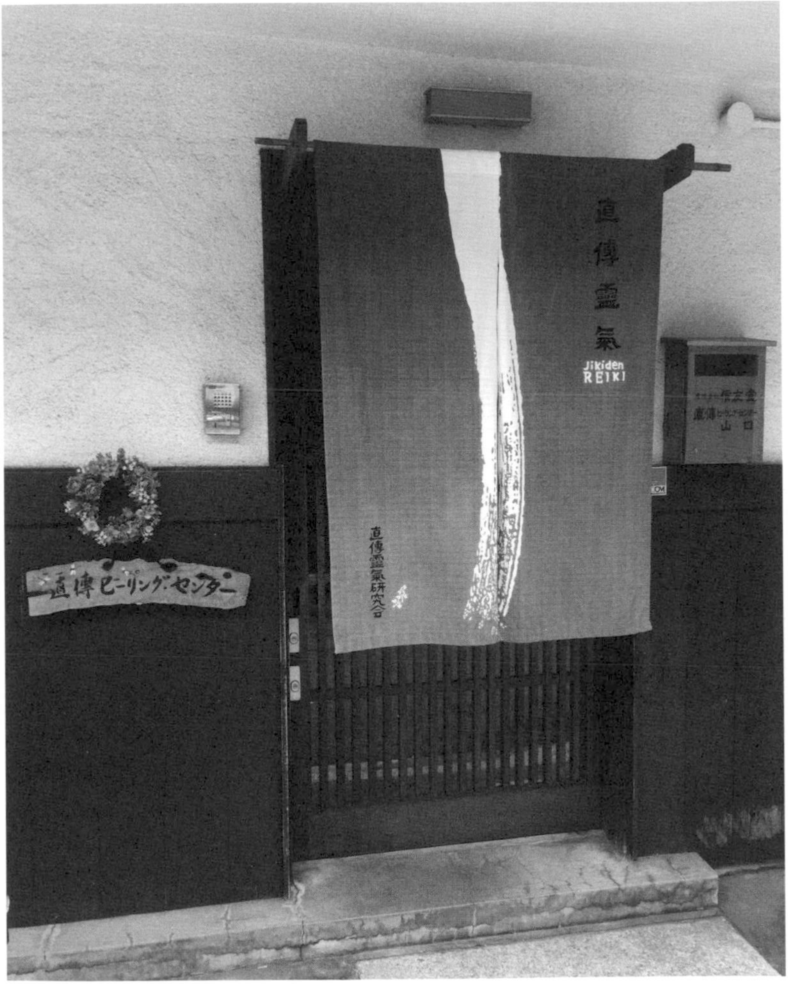

直傳靈氣研究會的正門

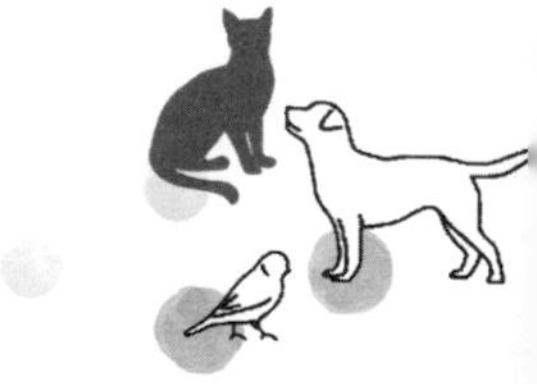

前期及後期課程約四天，課堂時間由每天早上十點開始，約下午六點半結束。第一天，我提早了三十分鐘抵達，甫踏進課堂便發現大部分同學都已經到了，原來這班是由一位外國著名的老師安排，帶著他的朋友與學生來上課，連同老師共有二十多人。亞洲人只有我、一位來自印度的女士及一位來自重慶的女生，其他人都是來自歐洲與南美國家。雖然我心裡不知自己的語文能力能否應付得來，但我很榮幸能參與這個班別，這班學生都是非常有經驗的靈氣療癒師，有些更是已經學習靈氣接近二十年的靈氣導師，他們在課堂上都很熱心地交流靈氣的心得與知識，對待我這個學習靈氣只有很短日子的同學一點架子也沒有，還給予很多正面的意見，我們這幾天相處得非常愉快。

靈魂人物登場，大家遠道而來就是爲了跟直傳靈氣研究會的創辦人山口忠夫老師學習，山口老師個子很高，人也很親切，而且比我想象中年輕有活力。山口老師上課時，在講解靈氣源流上特別仔細，畢竟他從小到大接觸靈氣，手上有很多是課本內沒有的資料。

課堂上他展示了很多照片，講了許多傳統故事，還有與靈氣息息相關的文化源由，當了解愈多，愈感到靈氣世界內的歷史人物與自己的距離逐漸縮短，對他們倍感親切。當時唯一遇到的問題是，對於日本人名、地名及專有名詞的英語很陌生，因而影響到自己的學習。但總括而言，課後我無論在概念、步驟使用上都更加清

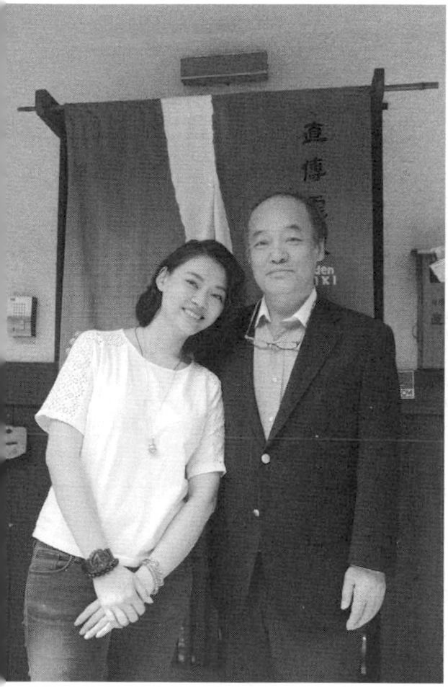

攝於2016年直傳靈氣研究會門外，完成課程後親切的山口老師送筆者到門外並合照。

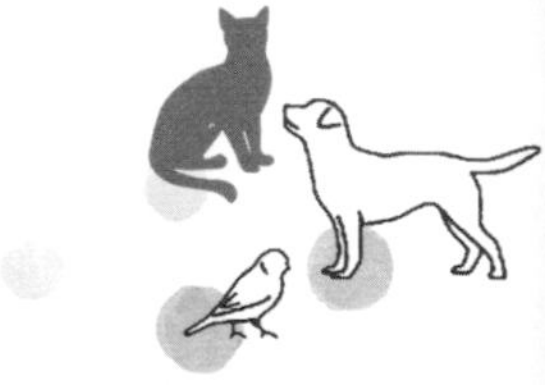

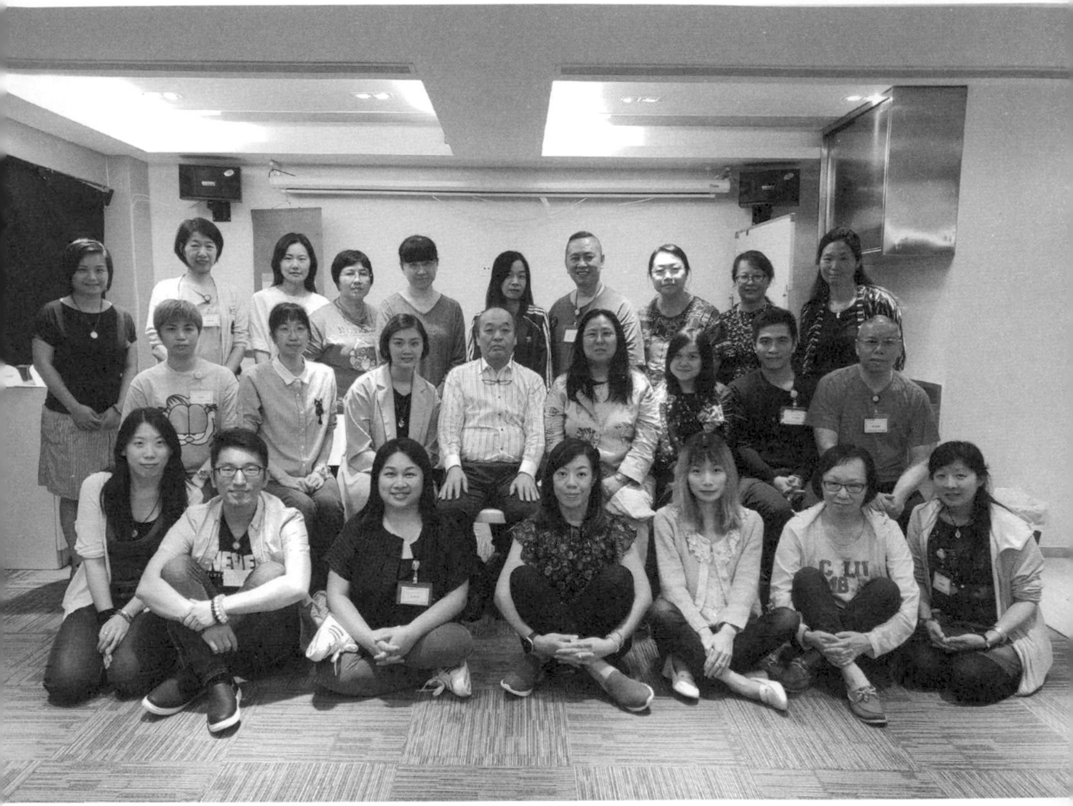

首度邀請山口老師來港開課（2019 香港）

楚，便下定決心要再來學習成爲師範格（Shihankaku），師範格是日語，有訓練中的意思，也就是初級導師，完成後可獲授權教授前期課程。從此我與直傳靈氣結下了緣分，每年都會複讀直傳靈氣。在成爲師範格之後開始教授直傳靈氣的前期課程，次年再修讀直傳靈氣並成爲師範（Shihan），即導師，導師可獲授權教授後期課程。

二〇一七、二〇一八年我帶同學前往京都跟山口老師上課；二〇一九年則邀請山口老師來港授課；二〇二〇年原本也安排山口老師再次來港授課，可惜因爲全球疫情問題只能取消。不過老師也抽出寶貴時間，特意與我們一眾師生作視訊會面。

第二部

直傳靈氣

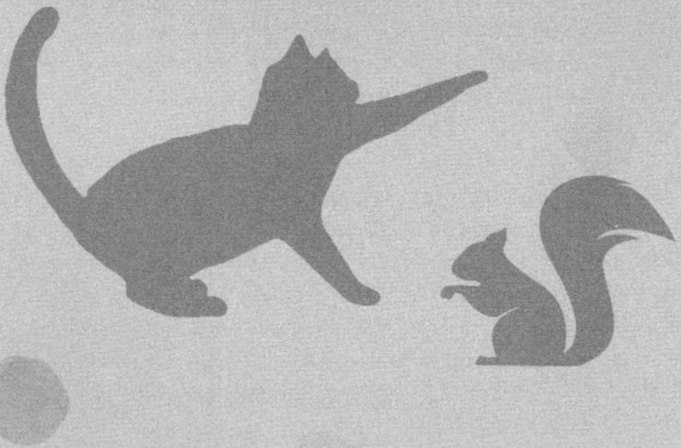

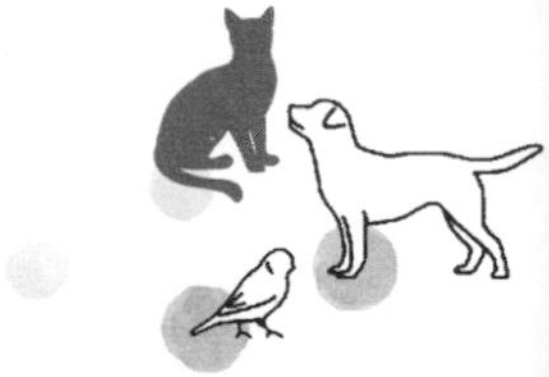

臼井老師與發現靈氣

靈氣療法是一九二二年由臼井甕男（Mikao Usui）所創立。臼井老師出生於一八六五年八月十五日，歧阜縣山縣郡谷合村（現屬美山町），其先祖可追溯至千葉常胤（Tsunetane Chiba）①。臼井老師年輕時曾出國到海外，得以擴闊視野及學習不同事物。他嘗試過不同類型的工作，包括公司職員、輔導工作、記者、爲政治人物工作等。

隨著年紀漸長，臼井老師開始思考人生的目的爲何？最後他得到結論：人生最終的意義就是要達到安心立命（An Jin Ryu Mei）的境界。安心立命這個概念本出自儒學，後成爲禪學裡的語句。意思是內心的平靜與和諧，心不生亂，又或是可以看待為開悟的狀態。當時臼井老師為了追求安心立命而決定到京都的寺廟修行，可是在三年的時間裡，臼井老師仍覺得未能達到他想要追尋的境界，對於無法獲得開悟，臼井老師感到很苦惱。在他與禪師請教後，禪師建議他可能需要嘗試體會何謂死亡！

臼井老師雖然感到震驚，但他還是帶著決心到京都鞍馬山上進行閉關斷食。大約三週的時間後②，他突然感覺自己腦中心的位置像受到雷擊一樣，然後就昏迷

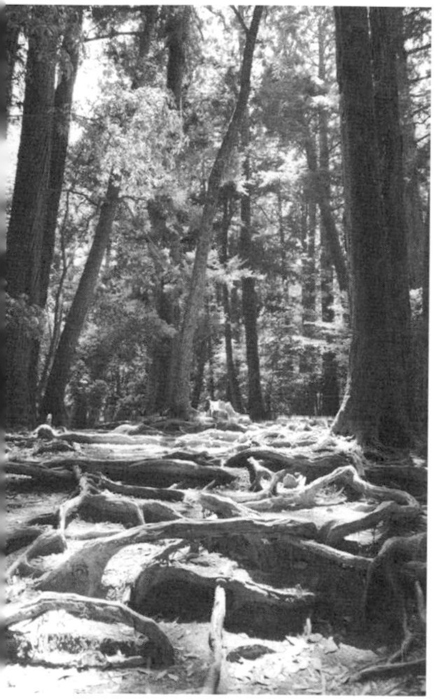

照片攝於鞍馬山。

了！當臼井老師清醒後，他感到整個人煥然一新，充滿了愉悅的感覺。他感覺到強烈的靈氣在體內流動，也感覺自己正處於一種合一狀態。因此他意識到這個就是他想要追求的開悟境界！帶著興奮的心情，他決定下山向師父請教。由於他實在是太過高興，在下山時不小心絆倒，腳趾頭的指甲不慎流血，他立刻下意識把手握在痛處，血就不流了，痛楚也消除，這個發現讓他非常驚訝！

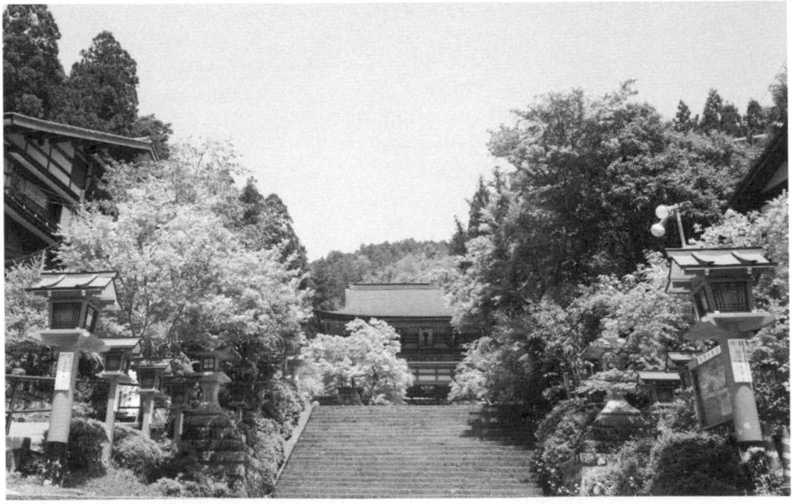

照片攝於鞍馬山上的鞍馬寺。

在他回到寺院跟禪師確認他的開悟狀態後，禪師鼓勵臼井老師藉此惠及他人，受到啓發的臼井老師便想將這種上天恩惠的能力傳播出去。

一九二二年三月臼井老師發現靈氣，根據直傳靈氣的課本中提到，臼井老師認爲，自古以來獨創的祕法都只傳自家子孫而不外傳，讓他們藉此獲得生活安定。然而靈氣療法是來自上天的恩惠，爲了人類的利益，決定將靈氣公開傳授（Kokai Denju），簡單來說就是當有人願意學習靈氣，臼井老師都會教導，希望能讓人身體健康、思想穩健與愉悅。

一九二二年四月，臼井老師在東京青山原宿開設了臼井靈氣療法學會（Usui Reiki Ryoho Gakkai），命名這套療法爲心身改善臼井靈氣療法（Shin-Shin Kaizen Usui Reiki Ryoho），並開始教導。臼井老師希望這套療法不單是能幫助身體層面，亦是一套可以改善人心的療法。直傳靈氣的課本中，臼井老師有這樣的解說：

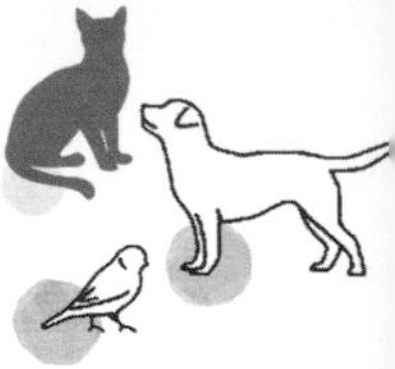

奉行明治天皇的遺訓，以成就教導的意義並期待提升身心的鍛鍊。人爲了要走在該走的正道上，第一必須要先治癒，第二則必須健全身體。若心合乎眞誠之道並健全時，則肉體也會自然健壯。若心與身體均健全與健壯的話，便可達到靈性與肉體的合一，因爲可以和平且完整地享受人生，亦能更進一步去治癒他人的疾病，共同增進自他的幸福，這是臼井靈氣的使命③。

「靈氣」字意上可以如何理解呢？

「靈」字有心靈、精神、聰巧之意。

我們亦可以嘗試理解：靈字既代表靈魂、心靈、靈性，也會用來形容珍貴的人類如萬物之靈，也會形容美好的大地如人傑地靈。

臼井老師相信人類有生命且有靈魂，作爲萬物之靈的人類可以發揮療癒能力。

山口老師的著作中也有指出，在柯林斯英語詞典中，便說明了「靈氣：為了療癒及恢復元氣，而給予患者能量的一種療法④。」在劍橋英語字典中也指出「靈氣療法是一種療法，將你的能量透過手導入某人身體，使其感覺好一些⑤。」

在學習直傳靈氣時，透過研究會所提供的課本，或許我們可以嘗試從靈氣這兩個字的字意，對靈氣作出這樣的理解。

臼井老師所發現的這套療法：靈氣，是由「靈」及「氣」兩個傳統日本漢字所組成。

雨＋器＋巫＝靈

靈字由三部分組成，最頂的雨字（Ame）就顯示出，雨是由天而來降臨大地恩澤我們，正好代表這種能量也是來自於上天的恩惠。

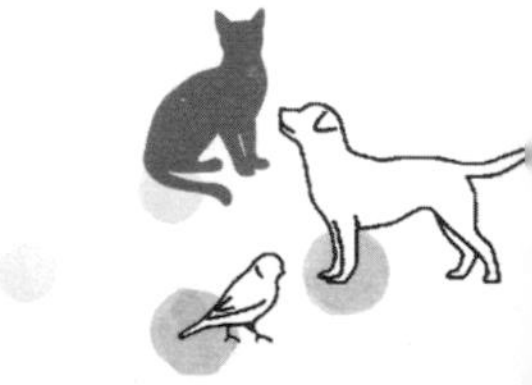

中間的部分用器（Utsuwa）的縮寫來代表，容器，就是代表能承載靈魂的人類——珍貴又有靈性的萬物之靈！

底部用了能接收上天訊息的巫女（Miko）——巫字作爲代表。以人爲代表，更是強調我們能接收這種來自上天能量的珍貴能力。

我們人類接收來自上天恩澤的能量，而且靈氣能量是正面且美好的，我們便能透過使用靈氣來療癒身體與心靈。

氣中藏有米字，米在亞洲國家是重要且正氣的糧食，爲人類提供能量的來源，亦象徵能量四面八方地溢出。即使在現代的日文裡「氣」字中間的米字已被省略，但爲了對傳統及前人的尊重，能讓人明白這個來自天地的能量並不封閉，而是四面八方滿溢的，所以直傳靈氣研究會在使用靈氣一詞上，仍然保留使用傳統的氣字。

臼井老師除了在東京開課外，也會在日本國內其他地方開課。一九二三年九月關東發生大地震後，臼井老師爲傷患者施行靈氣，也讓更多人認識並學習靈氣。而原來在東京的學會因空間不夠使用，所以一九二五年學會遷往位於中野的新場地。

臼井老師一直在教導人使用靈氣，考量到靈氣之後的發展，他於一九二六年的一月十六日安排與二十位弟子見面，有一人未能於當日出席。

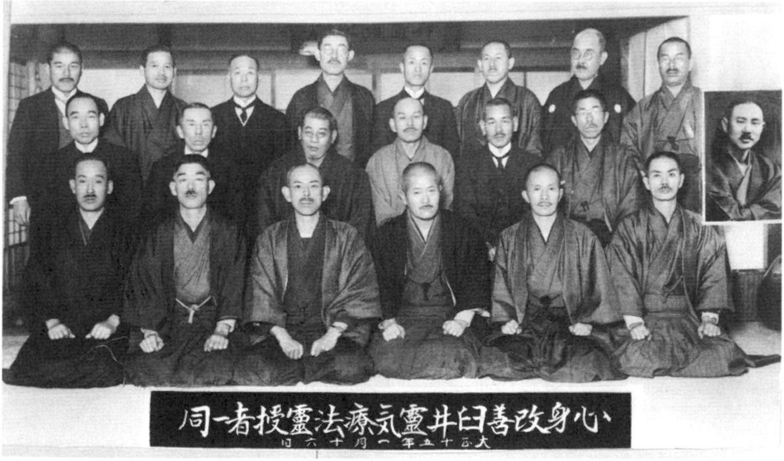
心身改善臼井霊気療法霊授者一同
大正十五年一月十六日

照片由直傳靈氣研究會提供，圖為臼井老師與弟子於 1926 年見面時留影。第二排左邊第三位便是臼井老師。在他旁邊的是臼井靈氣療法學會的第二任會長牛田從三郎先生，左前第一排第一位便是林忠次郎老師。

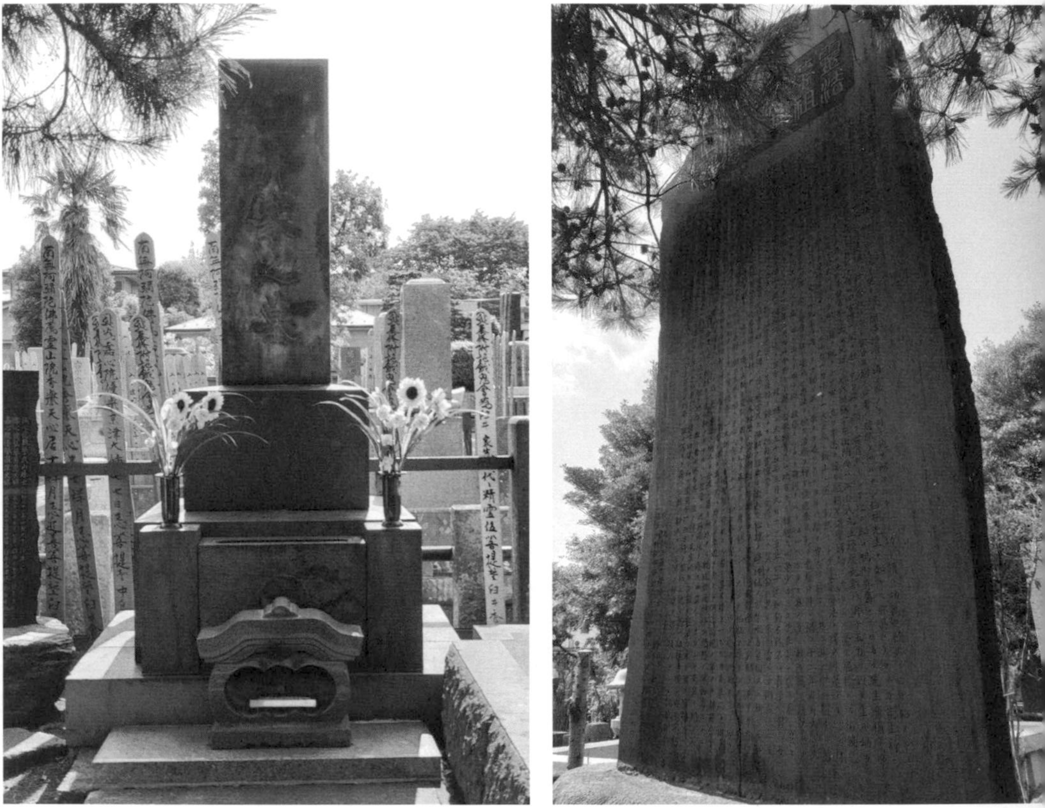

臼井老師之墓，旁邊便是由牛田従三郎先生所立的功德碑。

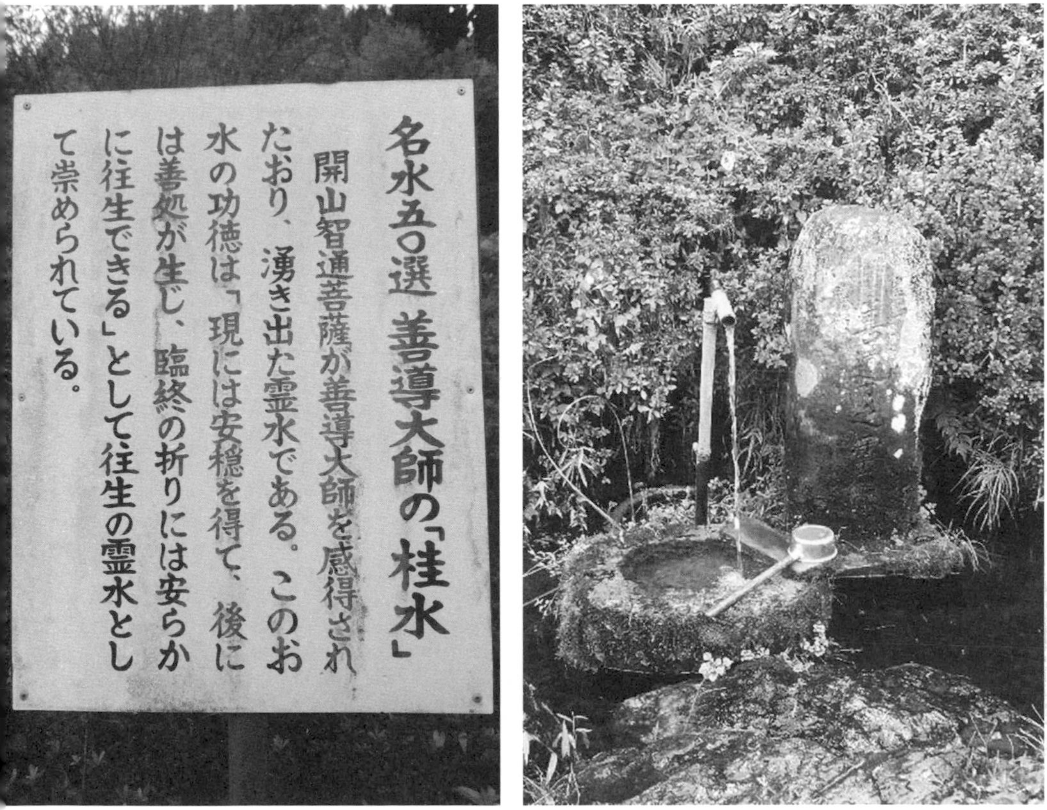

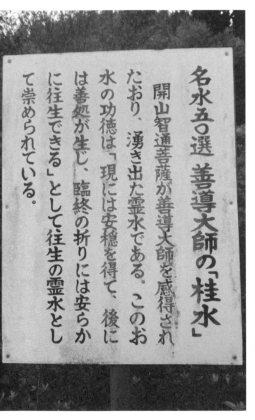

名水五〇選 善導大師の「桂水」
開山智通菩薩が善導大師を感得され
たおり、湧き出た霊水である。このお
水の功徳は「現には安穏を得て、後に
は善処が生じ、臨終の折りには安らか
に往生できる」として往生の霊水とし
て崇められている。

臼井老師的故鄉擁有名水五十選的「桂水」。

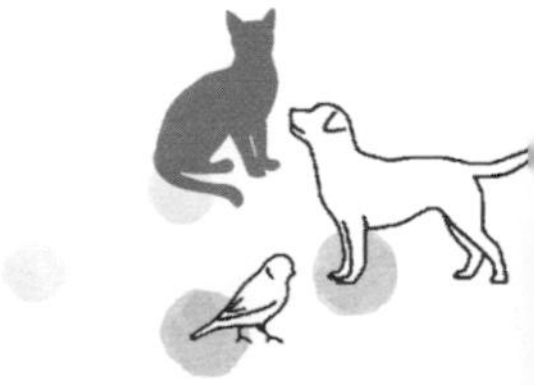

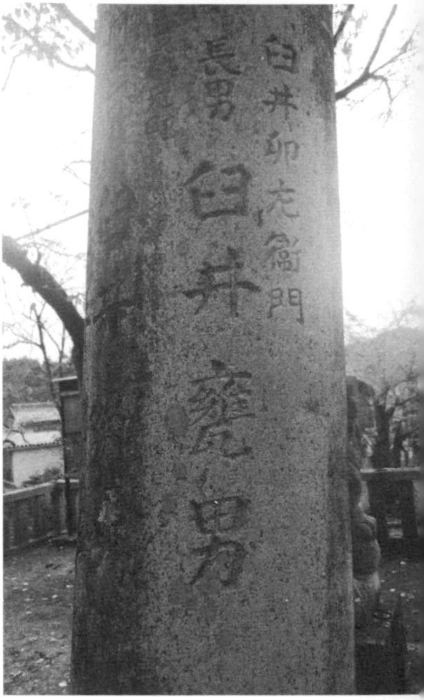

臼井老師故鄉的天鷹神社有一鳥居，是由臼井老師三兄弟所捐贈的，鳥居的石柱上刻有三兄弟的姓名，圖中臼井甕男的刻字清晰可見。

一九二六年三月九日，臼井老師於廣島縣的福山市因病離世⑥。臼井老師離世後由弟子安排他的後事，並將老師安葬於東京杉並區西方寺，旁邊放置了由臼井靈氣療法學會第二任會長牛田從三郎先生⑦（Juzaburo Ushida）所立的功德碑。時至今日讀者仍可以到西方寺拜祭臼井老師，可能因爲世界各地的人都前往拜祭，寺方特別在墓園的圖示上以日語羅馬拼音 Usui 顯示位置。

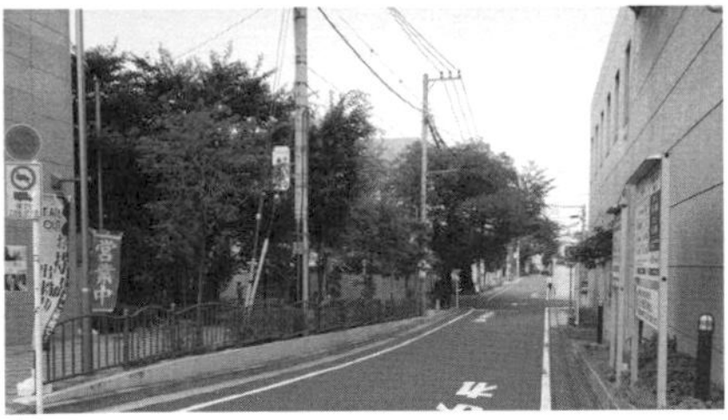
林忠次郎老師的診療所已不復存在，圖中為現在信濃町，昔日林忠次郎老師的診療所就在街道內的某處。

林忠次郎老師與山口千代子老師的學習

我們今天得以學習靈氣，便要從林忠次郎老師（Chujiro Hayashi）說起。林忠次郎老師出生於一八七九年九月十五日東京府，他是一名海軍大佐，曾接受過西方醫療的訓練。一九〇二年，林忠次郎老師畢業於日本海軍學校第三十屆。由於具備西方醫療的知識，臼井老師鼓勵林忠次郎老師多作配合靈氣的研究。林忠次郎老師跟臼井老師學習靈氣並取得師範資格後，在東京信濃町成立了他的靈氣診療所，命名爲林靈氣研究會。根據描述，診療所原址是位於東京四谷區東信濃町二十八號，不過由於戰亂影響，四谷區內的地名作出調整，東信濃町、西信濃町、平長町現在都合稱爲信濃町。

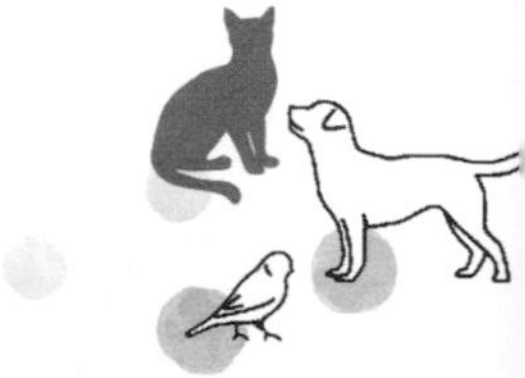

據說林忠次郎老師的診療所有八張床供需要靈氣療法的人使用，每張床會由兩人施行靈氣。山口老師在他的著作中提到，明治時代的劇作家松居松翁氏曾在一篇「隻手萬病を治する療法」的文章內提過，林忠次郎老師是一位態度極爲認眞而且重情的人，他就像一名天生的療癒師，他每天中午前爲人施行靈氣，每月有五天教授靈氣療法[8]。

當年學習靈氣的學費不算便宜，大約需要五十日元，而當時一名受薪階層的平均月薪大約四十七日元左右[9]。儘管如此，也還是有不少人學習靈氣。一九三八年二月二十二日的《布哇報知》[10]中，林忠次郎老師就提到，在日本國內有大約五千名會員[11]，也就是學習靈氣的學員。

林忠次郎老師在日本多地進行教學，除東京外，還有青森縣、三重縣、和歌山縣、大阪等等。林忠次郎老師每個月定期在大阪開課，後來也有到石川縣開課。也可以說，他在東京的教學給予了靈氣傳揚西方的緣分，而在大阪教學成就了直傳靈氣的因緣。

這與菅野和三郎先生（Wasaburo Sugano）有著相當密切的關係，他出生於石川縣加賀市大聖寺（Daishoji），長大後前往大阪從商。雖然他是一名成功的商人，可惜他的兩名兒子一位在出生後不久便過世，另一位則是年約十五歲時患上肺病而過世。無法拯救兒子的痛苦，引起了他對靈氣的興趣。

大約在一九二九年，菅野和三郎先生在大阪堺市（Sakai）跟林忠次郎老師學習靈氣，當時林忠次郎老師每個月在大阪舉行靈氣課程。當年學習靈氣是從六等開始學習，到三等後才到初傳、奧傳級別。等於是給予剛進來的人了解與體驗靈氣，到了初傳及奧傳才正式學習使用。菅野和三郎先生由第六等到完成奧傳後，深切體會到靈氣的效用，於是積極向身邊人推廣靈氣，包括很多大聖寺的親友也到大阪参

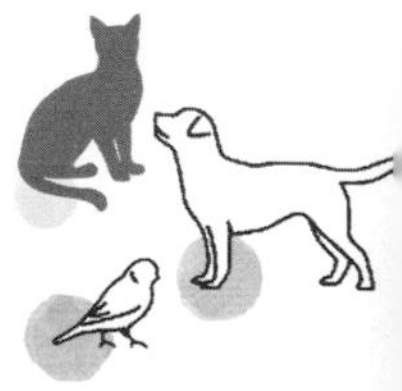

加林忠次郎老師的靈氣課程，其中一位便是山口千代子老師的姐姐——小松勝江女士（Katsue Komatsu）。

他們返回石川縣後一直使用靈氣，很多不同的病症都見到成效，跟據山口千代子老師所述，自小長大的家中使用靈氣就像家常便飯，如頭痛、腹痛、感冒、發熱、夜尿症、燒傷燙傷[12]等，也因此引起更多人希望學習靈氣。後來菅野和三郎先生的夫人菅野千代女士（Chiyo Sugano）也患上肺病，這次她便選擇接受靈氣療法。除了菅野和三郎先生外，林忠次郎老師也有參與，而千代女士最後完全康復。菅野千代女士當時所患的病本被視爲不治之症，因而大大增加了對靈氣療效的信心，對靈氣變得比丈夫更加熱衷。

爲了讓石川縣的親友也能學習，菅野和三郎先生便邀請林忠次郎老師前往石川縣開課，當時老師很爽快地答應，他說只要滿十人便願意前往。當年除了東京、大

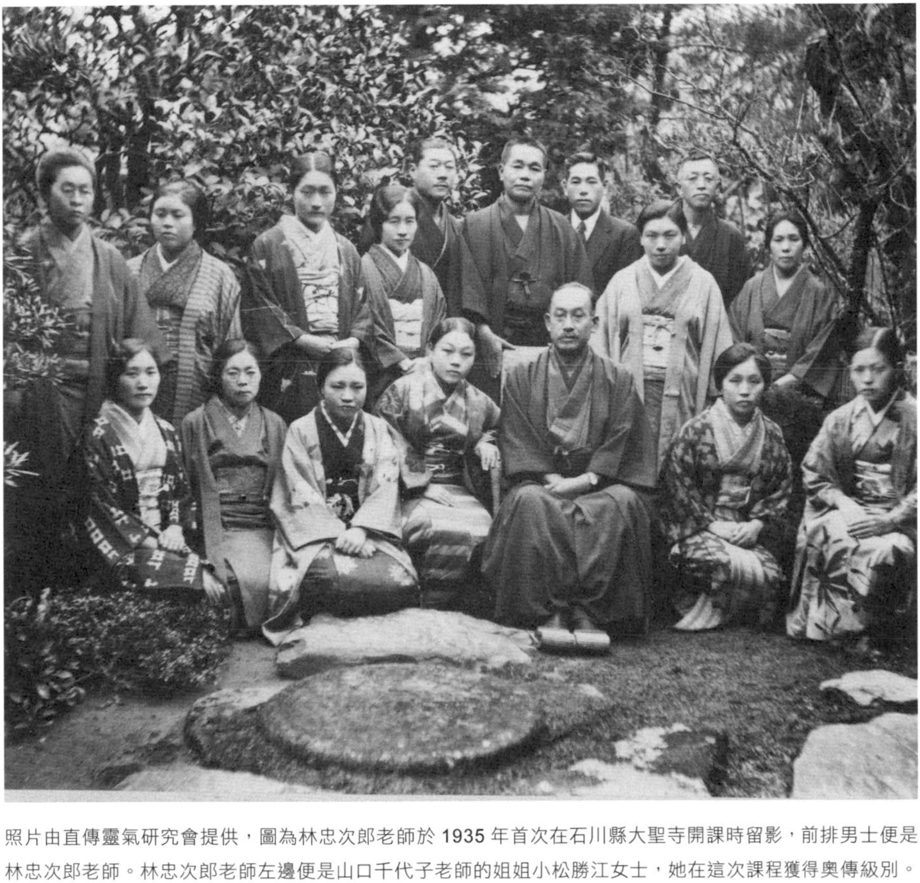

照片由直傳靈氣研究會提供，圖為林忠次郎老師於 1935 年首次在石川縣大聖寺開課時留影，前排男士便是林忠次郎老師。林忠次郎老師左邊便是山口千代子老師的姐姐小松勝江女士，她在這次課程獲得奧傳級別。

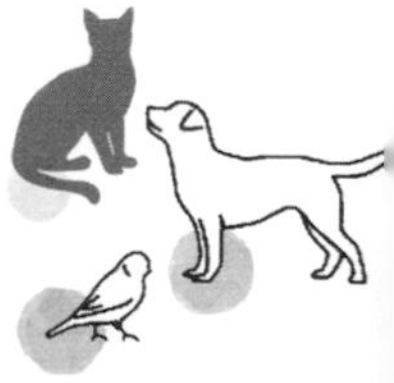

阪以外的課程，其他地區都是初傳到奧傳一連五天的課程。自一九三五年開始，每年林忠次郎老師都會前往石川縣開課兩次。

山口千代子老師（Chiyoko Yamaguchi）於一九二一年十二月十八日在京都出生，她的叔叔是菅野和三郎先生。年約十歲時，她便與哥哥潮義雄先生、姐姐小松勝江女士一同前往石川縣加賀市的大聖寺與姓潮的親戚同住。如前文所述，靈氣在這裡是平常不過的事，學習靈氣的人常幫助他人，千代子老師見到了靈氣療法的顯著效果，也使她想早日學習靈氣，於是菅野先生答應她畢業後便可學習靈氣。而菅野先生也很看重千代子老師學習靈氣一事，還對她表示過：學習靈氣比購買嫁妝更爲値得！在婚後，對她的家庭是非常有用的⑬！

千代子老師於一九三八年三月在大聖寺跟林忠次郎老師學習靈氣，與當時是複讀生的姐姐一起上課。當年千代子老師十七歲，自始的六十多年一直在使用靈氣。

山口忠夫老師的著作中有一段爲千代子老師的描述：課堂當日大家會按次序坐，房間裡掛著五戒卷軸。林忠次郎老師會爲大家靈授，並有人講解靈授時的注意事項。除了林忠次郎老師，其他師範會隨後一起進行靈授，結束後大家會圍成一圈進行「靈氣迴流」。之後老師進行講課，五天的課堂裡，每天進行靈授一次。除了課堂講解外，也會進行實習，做各式各樣手位的練習，有時住在附近的病人也會來到會場，讓大家一起幫助他施作靈氣。

山口千代子老師大約在一九四〇年成爲師範，後來便隨著丈夫移居至滿洲。戰敗後丈夫被俘虜到西伯利亞，千代子老師帶著兒子返回日本。當時雖然在混亂與愴惶之中，但千代子老師仍慶幸有使用靈氣的雙手讓他們得以保全性命，順利返回日本。期間千代子老師會使用遠隔治療（Enkaku Chiryo）的方式爲丈夫施行靈氣，希望能幫助他的身體度過在西伯利亞的日子。

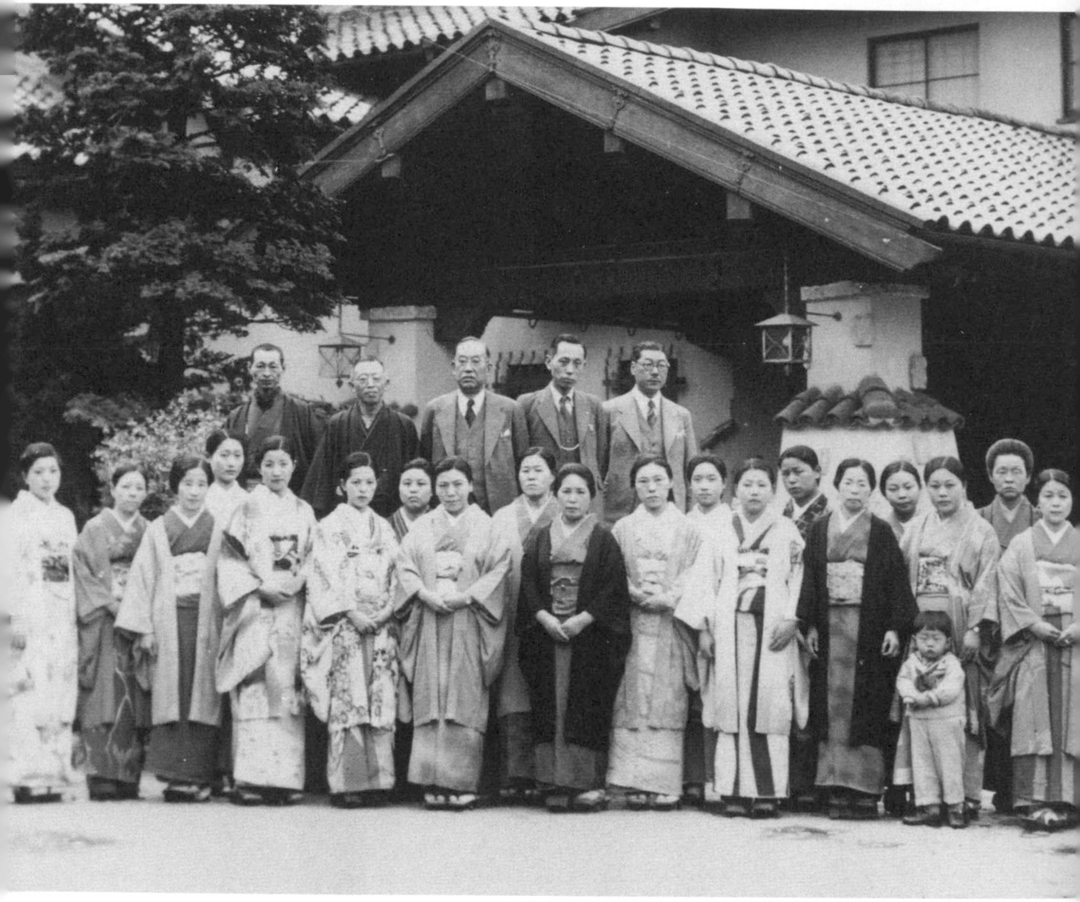

照片由直傳靈氣研究會提供，攝於山口千代子老師於 1938 年在大聖寺學習靈氣，後排右邊第二位是林忠次郎老師，前排右邊第三位是小松勝江女士，第四位便是山口千代子老師。

當丈夫回到日本後，因爲身體問題一直住院，主治醫師說可能難以活得長久。不過千代子老師仍堅持每天爲丈夫施行靈氣，後來竟漸漸康復起來。雖然仍要配合藥物來治療頭痛，但整體來說也還能應付日常生活[14]。山口老師常說他是家中排行最小的兒子，小時候千代子老師也常爲他施行靈氣，他確信透過人的自癒能力及靈氣的幫助，讓他可以健

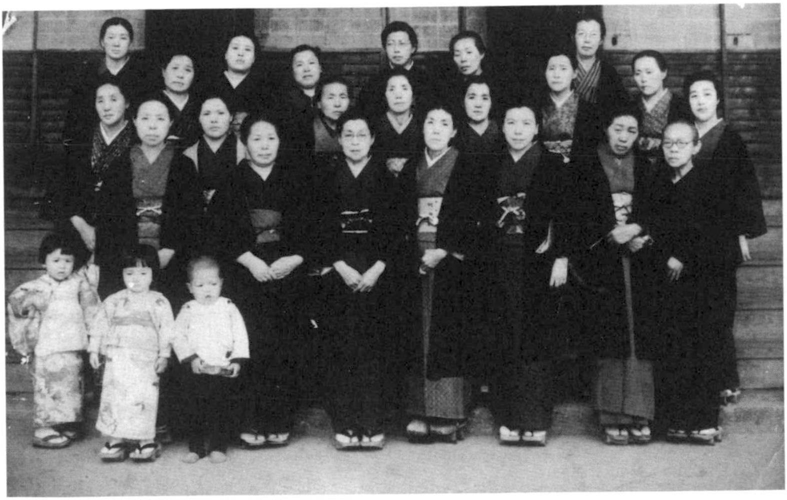

照片由直傳靈氣研究會提供，其中一次在大聖寺舉行的林忠次郎老師紀念會。前排中央配戴眼鏡的是林忠次郎老師的夫人林智惠老師，在她右邊的是菅野和三郎先生的夫人菅野千代女士（Chiyo Sugano）。

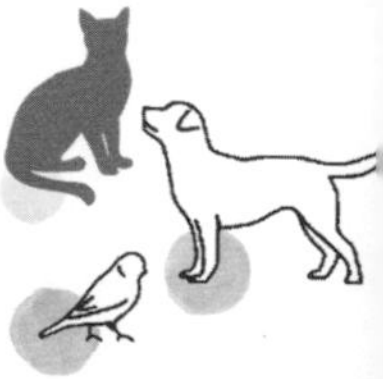

靈氣研究の支部

昨夜組織、役員も選定

林忠次郎氏の來布を期として起つた臼井式靈氣療法研究者數十名は昨夜夏の家に於て新年宴會を開き席上臼井靈氣療法布哇支部組織を決定し、高田はわよ夫人を講師に推し、十一名の委員を擧げ、其中から幹事一名、書記一名、會計一名を互選させた。幹事青山文記、書記玉代勢法雲氏、會計上田政市氏となつた。本部をヌアヌ街グローヴホテルに置くことゝした。毎月第二月曜日午後七時半から本部に會合して其の研究をする。

林氏は本會の成立を祝する辭に於て日本に於ける臼井式靈氣療法各支部の狀況を語つたが、大阪分會は會員最も多く、京部、名古屋、大聖寺、秩父、仙臺、盛岡青森等これに次ぎ、又各地に散在する會員多く全部にて四千名を越へると云ふ。而して林氏によつて講師格を許されたものは十三名で海外にある者では高田夫人が唯一人であること

《布哇報知》1938年1月11日P.6 內文除描寫夏威夷外，也見到日本國內有多地成立支部修習靈氣。

康成長。

林忠次郎老師於一九四〇年五月十一日離開人世，當時他交付夫人林智惠老師繼續打理林靈氣研究會。當林智惠老師停止靈氣教學後，林靈氣研究會便沒能延續下去。靈氣在日本多個地方都有人修習，很多地方都成立了支部，例如大阪、京都、名古屋、秩父、仙台、青森等。可惜在二次世界大戰結束後，隨著盟軍進駐日本後推行一系列政策，當中包括禁止民間療法，因此臼井靈氣療法學會便停止公開對外的活動。久而久之，愈來愈少人在日本聽到及學習靈氣療法，靈氣的名字在日本也日漸式微。

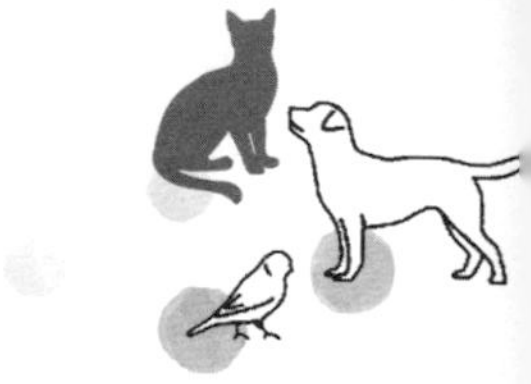

傳至海外的靈氣

生於一九〇〇年的高田哈瓦優女士（Hawayo Takada），是居住在夏威夷的日本人，也是把靈氣帶進歐美，傳遍世界，讓靈氣廣爲人知的關鍵人物。

根據直傳靈氣的課本內容，《布哇報知》曾報導有三名日本人於一九三三年五月在日本國內學習靈氣後移居夏威夷[15]，相信這可能是最初有人將日本靈氣帶到海外的記錄，雖然他們並沒有廣泛推廣靈氣，不過也可能因此引起當地人對靈氣的興趣。

據說高田女士因身體狀況，於一九三五年回日本求醫。她在林忠次郎老師位於東京的診療所逗留了大約六個月的時間，期間高田女士學習了靈氣。她於一九三六年回到夏威夷，當時她已具備可以教授靈氣（前期／初傳）的師範格資格。

大約教授了五十名學生⑯後，她於一九三七年七月再度前往日本，並邀請林忠次郎老師到夏威夷教學。因此林忠次郎老師於一九三七年十月在女兒的陪同下抵達夏威夷，展開了長達數月的教學，一直到一九三八年二月才返回日本。期間林忠次郎老師共教導了三百五十位學生，其中包括日本人、白人、夏威夷人及中國人⑰，當時高田女士也有參與及幫忙。雖然有愈來愈多人在夏威夷學習靈氣，可惜一九四一年十二月發生了珍珠港事件，靈氣便難以再進行公開活動。

雖然在《布哇報知》找到多篇有關靈氣療法的報導，包括介紹林忠次郎老師及他所教授的靈氣療法，講習會資訊、公開演講會資料、靈氣療法的推薦文章、高田女士對靈氣療法的廣告、布哇分部的例會等等，但筆者認爲林忠次郎老師於一九三八年二月的感謝講詞，對我們用來了解當時的靈氣療法，提供最多資訊。當中包括：

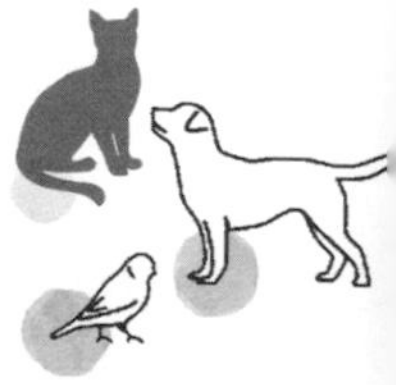

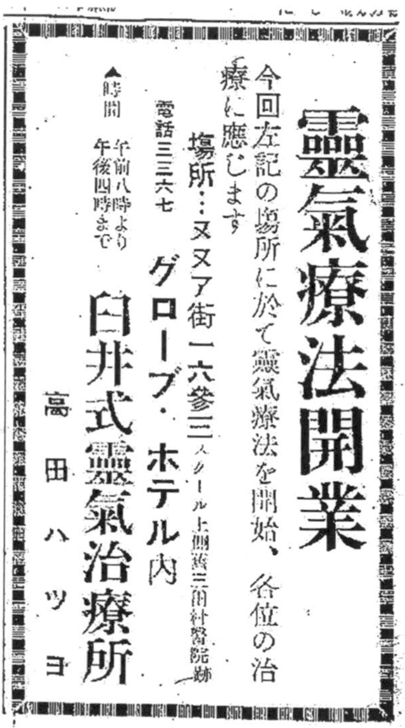

靈氣療法開業

今回左記の場所に於て靈氣療法を開始、各位の治療に應じます

場所…ヌヌア街一六參三 スクール上側舊三田村醫院跡

グローブ・ホテル內

電話三三六七

▲時間 午前八時より午後四時まで

臼井式靈氣治療所

高田ハツヨ

其中一篇在報知內找到的廣告，刊登於《布哇報知》1937 年 10 月 27 日 P.2，當時高田女士的診療所名為臼井式靈氣治療所，現在某些臼井靈氣課程的證書上寫上 Usui Shiki 可能與此有關。Shiki 是日語，即「式」的意思。

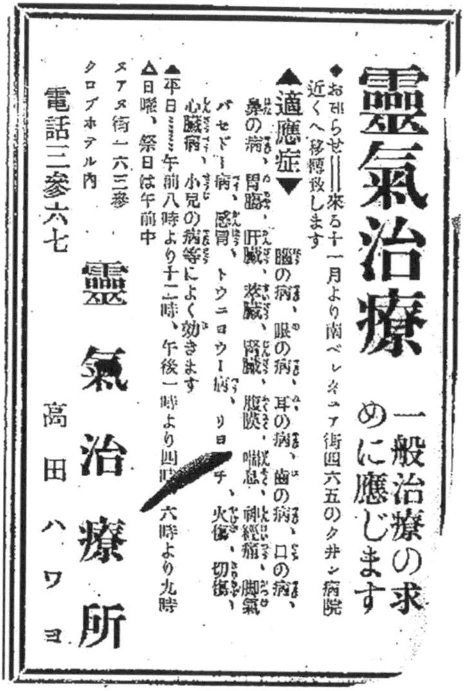

靈氣治療

一般治療の求めに應じます

◆お知らせ‖来る十一月より南ベレタニア街四六五のクヰン病院近くへ移轉致します

▲適應症▼

腦の病、眼の病、耳の病、歯の病、口の病、鼻の病、胃腸、肝臓、膵臓、腎臓、腹膜、喘息、神經痛、脚氣、バセドー病、感冒、トウニヨウ病、リヨ[illegible]チ、火傷、切傷、心臓病、小兒の病等によく効きます

▲平日……午前八時より十二時、午後一時より四時、六時より九時

△日曜、祭日は午前中

ヌアヌ街一六三參

クロブホテル內

電話三參六七

靈氣治療所

高田ハワヨ

刊登於報知內靈氣療法的廣告，可以見到能對治的病症包括：腦部、眼睛、耳朵、牙齒、口腔、鼻、胃部、肝臟、腎臟、腹膜、喘息、神經痛、腳氣、感冒、切傷、燙傷、心臟病、小兒科等等，刊登日期在林忠次郎老師在夏威夷教學之後。《布哇報知》1938 年 6 月 8 日 P.5。

1. 靈氣可以爲自己及他人治病。

2. 靈氣是身體自然流動的能量。

3. 靈氣不需要複雜的訓練。

4. 靈氣課程所需學習時間爲五天，每天三小時（雖然演講內文是五或六日，但在多篇報知内都列出是五天課程，刊登日期有一九三七年十月三十日P.2，一九三七年11月4日P.4等等），而且初學也能見到效果。

5. 不論男女，年滿十二、三歲即能學習。

6. 共教授三百五十名學生包括白種人、夏威夷人、日本人、中國人。

7. 林忠次郎老師表示在日本有約五千名學員，包括高田女士共授權了十三名可教授靈氣療法的老師。

8. 在夏威夷及美國能傳授靈氣療法的人，高田女士是唯一一位。

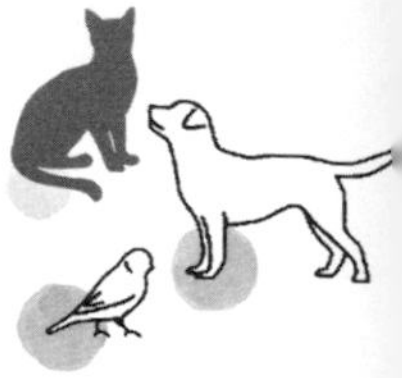

9. 高田女士於林忠次郎老師的診療所熱心學習靈氣約半年時間，並於一九三六年開始在夏威夷教授靈氣療法。

10. 高田女士教授了約五十名學員。

11. 高田女士以觀光爲理由到東京邀請林忠次郎老師前往夏威夷。

12. 林忠次郎老師在夏威夷逗留期間共開辦了十四次講習會。

13. 由於逗留時間比原定更長，在日本有很多人等待林忠次郎老師。（前章已提過林忠次郎老師在日本多地開課包括東京、大阪、石川等地，事實上林忠次郎老師於一九三八年二月下旬回國，於一九三八年三月便在石川縣大聖寺開課。由此可見林忠次郎老師眞的馬不停蹄地到處講學。）

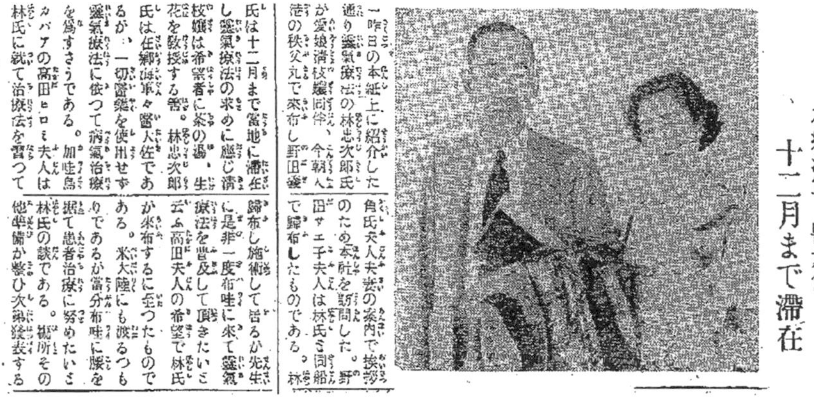

靈氣療法の
林忠次郎氏來布
在鄉海軍々醫大佐
十二月まで滯在

一昨日の本紙上に紹介した通り靈氣療法の林忠次郎氏が愛娘清枝孃同伴、今朝入港の秩父丸で來布し野田發角氏夫人夫妻の案内で挨拶のため本社を訪問した。野田サエ子夫人は林氏と同船で歸布したものである。林氏は十二月まで當地に滯在し靈氣療法の求めに應じ清枝孃は希望者に茶の湯、生花を教授する筈。林忠次郎氏は在鄉海軍々醫大佐であるが、一切醫藥を使用せず靈氣療法に依つて病氣治療を爲すさうである。加哇島カパアの高田ヒロミ夫人は林氏に就て治療法を習つて歸布し施術して居るが先生に是非一度布哇に來て靈氣療法を普及して頂きたいと云ふ高田夫人の希望で林氏が來布するに至つたものである。米大陸にも渡るつもりであるが當分布哇に腰を据て患者治療に努めたいとの林氏の談である。滯所その他準備が整ひ次第發表する

《布哇報知》1937 年 10 月 2 日 P.8 有關林忠次郎老師應高田女士要求到夏威夷，並由女兒清枝的陪同一起乘船前往夏威夷的報導。

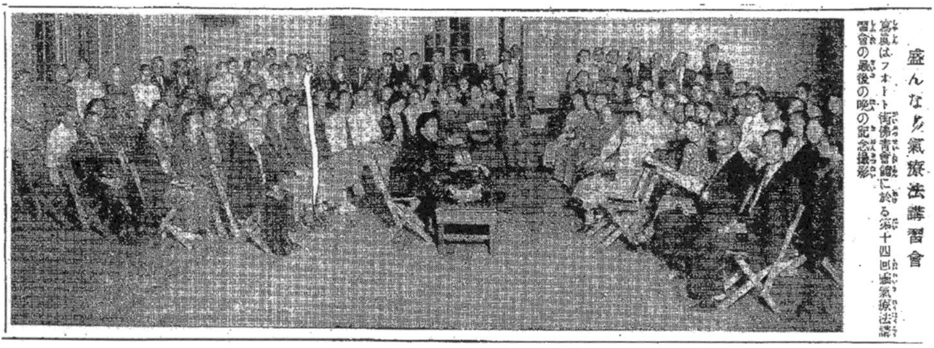

盛んな靈氣療法講習會

寫眞はフオート街佛青會館に於る第十四回靈氣療法講習會の最後の晩の記念撮影

林忠次郎老師在夏威夷第十四次靈氣療法講習會的照片，雖然影像不太清晰，但相信中間正在進行示範的便是高田女士，而在後面面中央位置打上領帶的應該是林忠次郎老師，後面隱約見到掛在牆上的五戒捲軸。《布哇報知》1938 年 3 月 4 日 P.4。

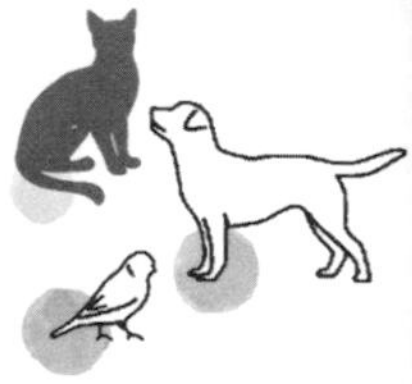

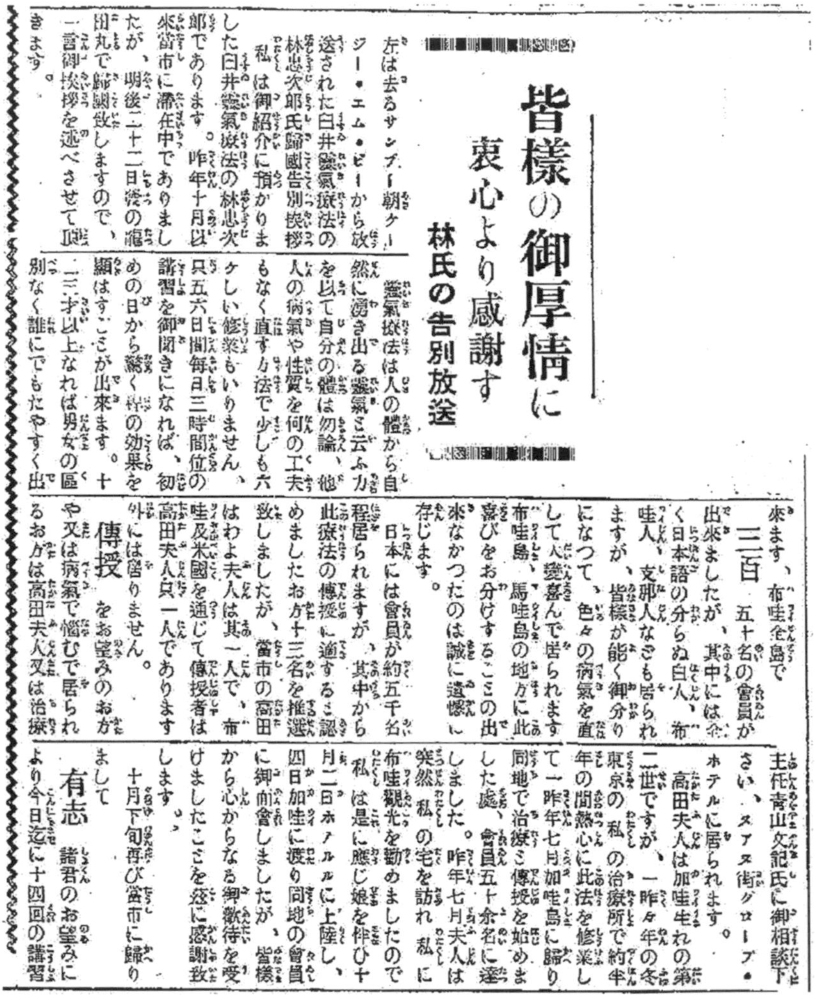

皆樣の御厚情に
衷心より感謝す
林氏の告別放送

左は去るサンデー朝ケージー・エム・ビーから放送された臼井靈氣療法の林忠次郎氏歸國告別挨拶

私は御紹介に預かりました臼井靈氣療法の林忠次郎であります。昨年十月以來當市に滯在中でありましたが、明後二十二日發の龍田丸で歸國致しますので、一言御挨拶を述べさせて頂きます。

靈氣療法は人の體から自然に湧き出る靈氣と云ふ力を以て自分の體は勿論、他人の病氣や性質を何の工夫もなく直す方法で少しも六ケしい修業もいりません、只五六日間毎日三時間位の講習を御聞きになれば、初めの日から驚く程の效果を顯はすことが出來ます。十二三才以上なれば男女の區別なく誰にでもたやすく出來ます、布哇全島で三百五十名の會員が出來ましたが、其中には全く日本語の分らぬ白人、布哇人、支那人なども居られますが、皆樣が能く御分りになつて、色々の病氣を直して大變喜んで居られます布哇島、馬哇島の地方に此喜びをお分けすることの出來なかつたのは誠に遺憾に存じます。

日本には會員が約五千名程居られますが、其中から此療法の傳授に適すると認めましたお方十三名を推選致しましたが、當市の高田はわよ夫人は其一人で、布哇及米國を通じて傳授者は高田夫人只一人でありまず外には居りません。

傳授をお望みのお方や又は病氣で惱むで居られるお方は高田夫人又は治療主任青山文記氏に御相談下さい、ヌアヌ街グローブ・ホテルに居られます。

高田夫人は加哇生れの第二世ですが、一昨々年の冬東京の私の治療所で約半年の間熱心に此法を修業して一昨年七月加哇島に歸り同地で治療と傳授を始めました處、會員五十余名に達しました。昨年七月夫人は突然私の宅を訪れ私に布哇觀光を勸めましたので私は是に應じ娘を伴ひ十月二日ホノルルに上陸し、四日加哇に渡り同地の會員に御面會しましたが、皆樣から心からなる御歡待を受けましたことを茲に感謝致します。

十月下旬再び當市に歸りまして

有志諸君のお望みにより今日迄に十四回の講習

《布哇報知》1938 年 2 月 22 日 P.8 有關林忠次郎老師應高田女士要求到夏威夷並教導 350 名學員的報導，此篇乃是林忠次郎老師在回國時的感謝詞。

高田女士於一九五〇年代有前往過日本的記錄，因此她可能明白靈氣在日本的情況及林靈氣研究會無以爲繼之事⑱。高田女士可能考慮到自己年時已高，也可能爲了靈氣傳承的中斷而感到惋惜。無論基於甚麼原因，從紀錄上來看，高田女士大約於一九七〇年代開始恢復靈氣的教學，在她一九八〇年過世前教授及培育靈氣導師共有二十二名⑲。後來以高田女士的孫女 Phyllis Lei Furumoto 爲代表的 The Reiki Alliance 與以 Barbara Weber Ray 爲代表的 The Radiance Technique 爲主要的團體開始了靈氣的教學與活動。不止歐美國家，靈氣也從此得以推廣到世界各地，包括於八〇年代末，靈氣再度傳回日本國內。

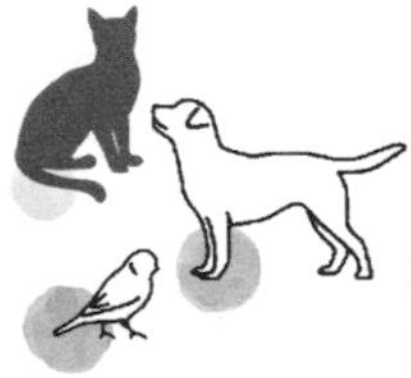

直傳靈氣的成立

爲避免令人混淆以及方便解說，本書會將高田女士傳授的臼井靈氣稱作西洋靈氣，而直傳靈氣則是一直在日本國內流傳的靈氣。大約在一九八七年靈氣傳回日本，漸漸受到關注，亦引起很多靈氣導師討論。據說，當時臼井靈氣療法學會仍保持不對外開放的態度，因而某些西洋靈氣導師嘗試在日本尋找傳統源流無果後，大都認爲已經無法在日本國內學習最原本的靈氣。因此九〇年代時，靈氣（Reiki）在日本是以片假名（Katakana）：レイキ的方式表達。而所有用片假名所寫的東西都代表是外來的，非日本國內本土的。

不過如前所述，靈氣在日本國內仍然存在，只是沒有對外開放而已。當時山口千代子老師或是山口忠夫老師也只覺得自家所學的靈氣是家族內使用的療法，即使家族中連同千代子老師在內的成員擁有師範資格，卻從未曾想過公開教授靈氣，更加沒有想過靈氣當時已遍及世界，並再度傳回日本。

山口老師某次收到一張印有靈氣導師稱呼的卡片，由於是以片假名的方法顯示而非漢字，令他非常在意。於是他前往書店，參閱了一本由西洋靈氣日藉導師所寫的著作，發現雖然同稱爲靈氣但當中內容存有分別。

帶著這個疑問，山口老師除了閱讀日本西洋靈氣導師的著作，也曾向其他學習西洋靈氣的人請教，得到的回覆是日本已經沒有人在教授最初臼井老師或林忠次郎老師所傳授的靈氣了，因此只有西洋式的靈氣可學。

後來藉由一位西洋靈氣導師的介紹，學習過西洋靈氣的人陸續前往京都拜訪千代子老師，也因此愈來愈多人知道千代子老師——這位自十七歲跟林忠次郎老師學

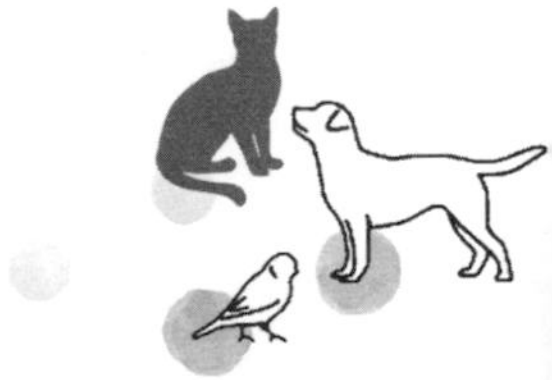

習靈氣而且實踐了六十多年的特別人物。

這些前來拜訪的人希望千代子老師公開她的所學，勸說千代子老師的存在非常珍貴，如果就此埋沒而未能讓更多人接觸這套靈氣實在可惜。山口忠夫老師與千代子老師於是開始重視要傳揚林忠次郎老師所教授的靈氣，於是一九九九年直傳靈氣研究會（Jikiden Reiki Kenkyukai）正式成立。Jiki 在日語有直接的意思，而 Den 是傳授的意思。

直傳靈氣的意思就是將昔日林忠次郎老師所教授的靈氣，原原本本如實地直接傳授出來的意思，這也是研究會成立的首要動機。當中不單單只是傳授林忠次郎老師的靈氣技巧，傳達林忠次郎老師看待靈氣的精神也是意義重大。爲了完善教學，千代子老師與山口老師整理資料，當中包括在大聖寺取得的更多相關資料、珍貴照片等。終於在二〇〇〇年，直傳靈氣研究會第一次開辦了靈氣課程，給外國人學習的直傳靈氣課程則是於二〇〇一年首辦。

有學習過西洋靈氣與直傳靈氣的人，不難發現兩者在使用上是有差別的。不過並不需要在此分辨兩者的優劣，因爲兩者也是同源自臼井老師。只是隨著時代與文化的發展而出現不同，對於兩者的喜愛也因人而異。高低比較是人性及自我表現的一面，相對於比較，我們更應該著重於使用與發揚靈氣當中的精髓。

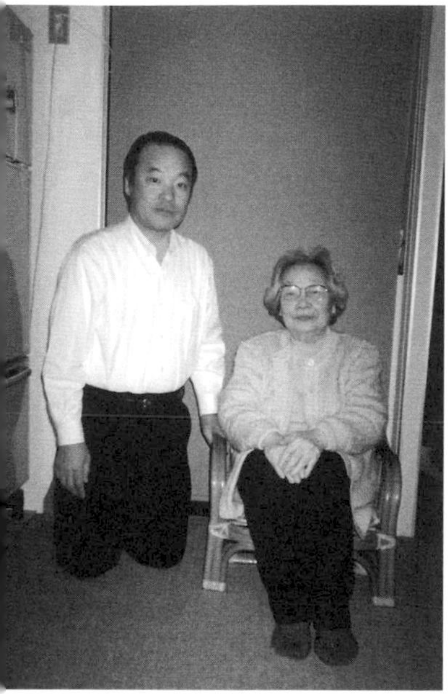

照片由直傳靈氣研究會提供，千代子老師與山口忠夫老師的合照，千代子老師於2003年與世長辭。

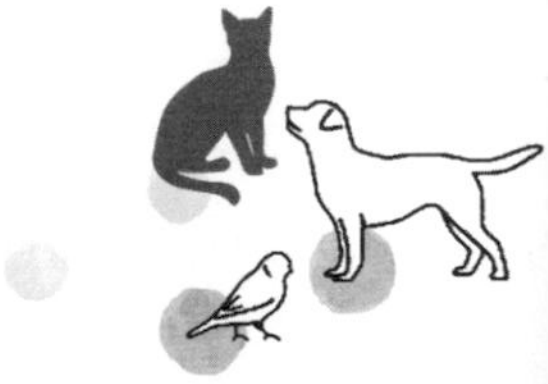

認識直傳靈氣的詞彙

爲了保持原本靈氣的面貌，在學習直傳靈氣時，直傳靈氣研究會沿用日文原文的一些簡單詞彙，以下會將部分列出並說明。

五戒（Gokai）

五戒被列爲是靈氣教導中非常重要的一環，臼井老師看到很多接受靈氣療法的人，康復不久後又再度生病。深感如人要活得健康，內心必須改變，因此加入了五戒的教導。

五戒是：
就在今日
勿動怒
勿擔憂
心懷感激
精進課業
親切待人

就在今日　今日丈けは

如果我們看待每一天都是同等重要，便更容易做出正確的決定並以正確的方式生活，面對世界的方式也會更爲平實，因此五戒的內容是與就在今日息息相關。

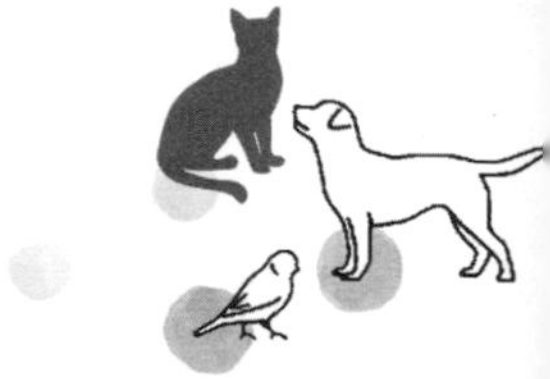

勿動怒　怒るな

憤怒是一種情緒，會使人感到混亂，令我們容易做出誤判。畢竟，憤怒的背後都有一種自我的想法，例如別人的行爲與自己的想法不合，便會感到失望和憤怒。在情緒過於強大的影響下，便容易做出對自己及對他人的傷害。所以就在今日，勿動怒！

勿擔憂　心配すな

擔憂會讓人陷入煩惱的心，擔憂本是我們心的其中一項功能，爲了保護我們自己而生起的感覺。但過度擔憂不但容易令我們誤判，也會影響身心健康。所以我們應該學習將事情交給上天，讓我們離開擔憂的狀態。所以就在今日，勿擔憂！

心懷感謝　感謝して

沒有一個人、一件事是可以獨立存在的，我們的生命以及生活方式都是需要互相幫助而得以延續。就好像一碗米飯，並不單是我們透過工作賺取金錢而購買。當中還包括了大自然給予種植條件、農民的努力、工人的運輸、廚師的付出、服務生將米飯交給你等等的各種因素。所以我們應該懷著感謝之心面對日常中視爲理所當然的東西，喜悅與滿足亦會由此而生。能實踐靈氣，能爲他人施予幫助也是值得感謝！所以就在今日，心懷感謝！

精進課業　業をはけめ

課業並非單指工作，更指每個人日常生活的責任與人生中的各種課題。比如你

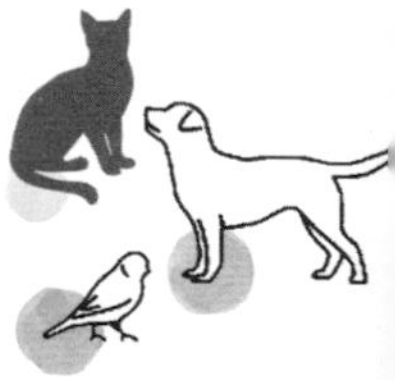

可能是某公司的員工，也是某人的朋友，也是你孩子的父母，也是你父母的孩子，我們的人生由不同的身分所構成，每個角色都有各種責任與使命，相信也有自己想要或需要面對的課題，這些都需要我們用心做好。我們應該從日常生活中的各種課題去學習與改善自己，讓自己得以成長。所以就在今日，精進課業！

親切待人　人に親切に

親切能互相感染，當與人相處時，不求回報，而是單純地展現你的親切，事情便會往美好的方向發展。即使別人沒有對你親切，但你親切的態度也能讓你感受到自己內心的舒坦。所以就在今日，親切待人！

五戒雖然是極爲簡單與平實的教導，但皆充滿了生活中的智慧。臼井老師教導我們要「朝夕合掌　心念口誦」五戒，讓我們將五戒帶入生活，達到眞正的身心健康。

合掌（Gassho）

在念誦五戒和靈授時，我們都會保持合掌姿勢。合掌時兩邊腋下不會擠壓，身體會保持脊椎自然垂直的姿勢，請注意姿勢有沒有給肩膀造成緊繃的壓力。

言靈（Kotodama/ Kototama）

言靈的意思是具有正面力量的語言，包括五戒都是言靈。當我們大聲念誦五戒，就是將這種具有淨化及正能量的語言念出。因此在靈氣課堂中，林忠次郎老師會將寫上五戒的卷軸掛出，也會念誦五戒。

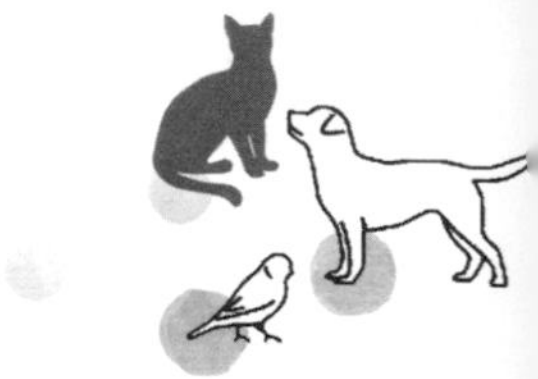

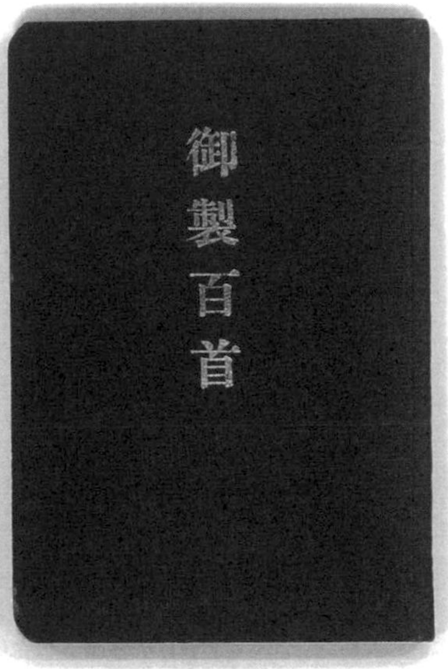

照片由直傳靈氣研究會提供，這本就是收錄了明治天皇所寫的和詩《御製百首》。

御製（Gyosei）

據說明治天皇是位情操高尚、情感豐富而慈愛的一位天皇。雖然沉默寡言，但卻有十萬多首和歌，而且皆具有文學地位與價值。因此臼井老師選了明治天皇和詩百首，作爲提醒我們精神與鍛鍊身心之用。

在林忠次郎老師教導靈氣的時代，除了念誦五戒外，也需要奉唱這些和歌。雖然現在學習直傳靈氣時，課堂上不會再唱頌和歌，但直傳靈氣研究會在直傳靈氣的課本內仍保留一部分明治天皇御製的和詩，讓大家能夠學習與了解當中內容。

病腺（Byosen）

病腺是靈氣療法中的一項精髓，無論是面對面進行靈氣療法還是遠隔的療癒方式，都需要運用到病腺的理論。病腺這個詞語並不能在平常的日語詞典內找到，這是一個特別在靈氣上使用的詞彙。病腺所指的是身體內的病毒、毒素累積而成的狀態，也可用僵固或固化來形容。僵固的情況日積月累影響了自身循環，進而影響健康甚至發展成疾病，許多時候愈常使用的部位愈容易感覺到病腺，例如腎臟、肩膀、關節等。學習直傳靈氣時除了學習當中的原理外，亦會學到如何透過雙手感覺病腺。靈氣療法著重實習，亦有練習培養手部的靈敏度，讓學習者更容易地感應病腺。

病腺共分五種程度的級別，以下將會簡略的講解。

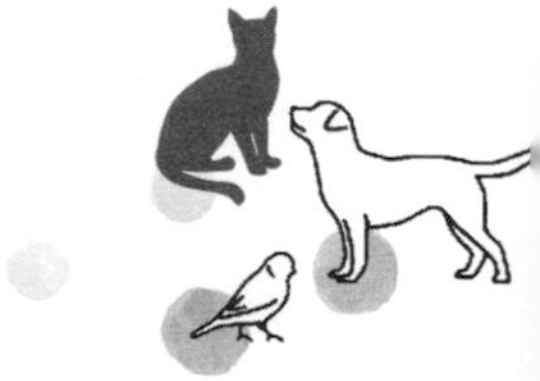

溫熱感　On Netsu

透過靈氣施行者的手部，會在患處部位感覺到比正常體溫高一點的溫度，這是最輕微，第一個級別的病腺。

熱溫熱感　Atsui On Netsu

當病腺程度更高時，靈氣施行者的手部會在患處部位更實在地感覺到熱，而且溫度也更高，甚至如灼熱感。

刺麻感　Piri Piri Kan

就是手感傳來刺刺與麻痺感，是比熱溫熱感更高的一層。靈氣施行者的手掌、手指可能感到痺痛、麻麻的，也可能感到如電流過一樣的刺麻感。

響　Hibiki

這個並不是指在處理患處時聽到啪啪作響，而是更像感覺到脈搏的跳動與血液流動。由於凝固而形成阻塞，靈氣在整理該部位時就像是通過凝固部位的阻塞，而有一種擴張或衝開的感覺。這個已是第四級別的病腺。

痛　Itami

這個是最高的級別，就是當手部放在患處時會有疼痛感，通常疼痛的程度與病腺的深淺度是成正比的。

而當施行靈氣時如傳來凍感的手感，這個病腺的程度是介於響與痛之間。

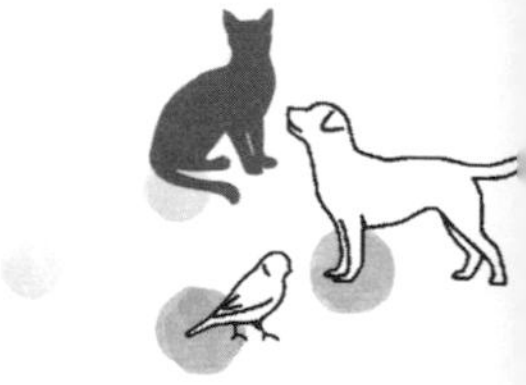

當遇到嚴重的病腺，施行靈氣時有機會感到痛楚由手掌一路傳至手肘，甚至肩膀。請別誤會是對方的病痛傳到你的身體，這只是因爲強烈的病腺而帶來的反應，在靈氣療法完成時，一般便會消失。偶爾施行者會在完成療法後仍能感到手上傳來病腺的感覺，但只會維持非常短暫的時間。

請不要一面倒將病腺視爲負面的意思，這是靈氣療法中一個很重要的理論。讓施行靈氣的人可以有指標參考，以及對病腺作出相應的療法。病腺的處理就好像一層一層地剝開洋蔥一樣，可能在第一波病腺平復後，很快又再出現另外一波。直到完全平復前，施行靈氣的人可能在患處感覺好幾次不同層次的病腺。對於短暫的不適或病況，在病腺平復後，可能就可以迅速好轉。但針對長期疾病、慢性疾病和舊患則可能需要更長的時間與耐心，持之以恆，方能達到良好的療癒效果。

靈授（Reiju）

在靈氣療法中有靈授一詞。

靈授是一個日本靈氣詞彙，為了保持原貌，直傳靈氣研究會在課程上仍使用原來名稱。靈授需由認證直傳靈氣師範、師範格為學員進行。靈授是學習直傳靈氣必須的一環，在學習前期及後期課程裡，學員一共會接受五次靈授。

靈氣迴流（Reiki Mawashi）、靈氣傳導（Reiki Okuri）

兩者都是課堂上讓學員進行的練習。一個是安排學員坐成一圈，然後將雙手放於另一學員肩膀發放靈氣，感受手掌心與自己肩膀。另一個練習同樣是安排學員坐成一圈，讓學員們手掌對手掌，兩手保持距離並感受當中能量流動的感覺。兩個練

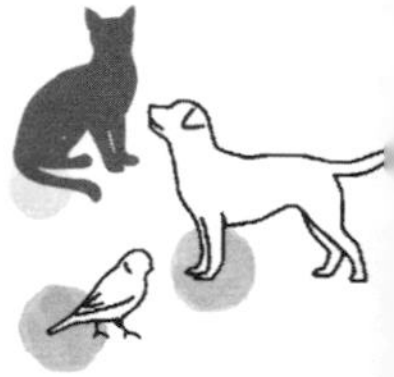

習一般會在每次靈授完成後進行。

印（Shirushi）

一般都會被誤以爲等於臼井靈氣內的符號，不過兩者在意義、形象及使用上有些許分別。印本身已被賦予特定的意義，在直傳靈氣的前期及後期課程裡會學習到不同的印及使用方法。

平衡淨化（Heikin Joka）

身體是一個充滿智慧的系統，爲了健康，自身具備了自然淨化的作用（Shizen Joka Sayo），這是一個將毒素排出體外的作用。如果只是輕微累積在身體的毒素，身體可以透過發熱、流汗、輕瀉等方式將毒素帶出體外。但如果更多毒素累積下來，身體的其他部分會平衡分擔這些毒素。

試想當一個人的右邊肩膀不適而感到痛楚，一般人會理解右邊肩膀負荷太多而導致疼痛，也可能是姿勢不良而引起。當然這些都可能是原因，但配合平衡淨化的觀點，右邊的痛楚並非一朝一夕的事情，在接收到右肩疼痛的訊號時，其實身體早已有智慧地將不適感平均分擔至肩頸、左肩、肩胛骨等位置，這樣才不至於讓可憐的右肩獨自承受痛楚。

在我們施行靈氣處理最不適的部位後，接受靈氣的人可能會在該部位附近位置感到不適。這是因爲一直被關注的痛點得到舒緩，才注意到身體其他部位早已在幫你分擔不適，所以平衡淨化是身體一個很聰明的處理方法。

接受靈氣療法後，往往會遇到有人說情況好像更嚴重了。例如使用靈氣處理感冒後，常會聽到說病徵好像明顯了、鼻涕多了、痰變多變黃之類的情況，但這些皆

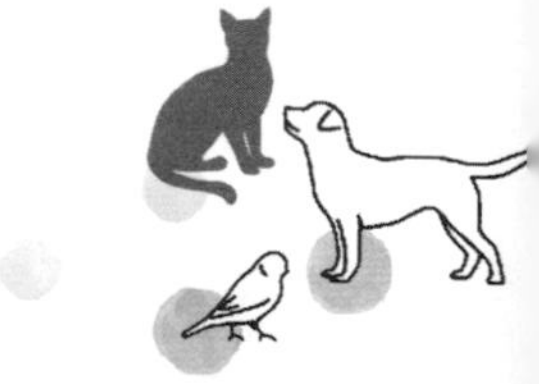

可能是好轉反應。

就好像爲了清潔河床，工人會用工具去移除河床中的淤泥，在處理的過程中一定會攪動到內裡的淤泥。表面上看河水的確比之前混濁，但就跟好轉反應一樣，刹那間情況好像更嚴重，不過隨著一次又一次接受靈氣療法，內裡的淤泥慢慢被清潔後，河水將再次變得清澈。

就如同病腺理論一樣，一層又一層的處理後，便有機會回復身體健康。如遇到個案抱怨情況好像變得更嚴重，我們應當耐心了解個案的狀況。如是好轉反應，請細心解釋並繼續進行靈氣療法，待好轉反應過後，情況通常都會改善。

療法指針（Ryoho Shishin）

無論是臼井老師還是林忠次郎老師都有製作「療法指針」，是當年發給學員的指南。在林忠次郎老師前往夏威夷教學時，也有特別製作一本「療法指針」。療法指針的內容是與疾病對應的手位，以各種疾病名稱排列及列出需要進行靈氣療法的身體部位。

在直傳靈氣的課本裡，有一章節的內容是療法指針。內容分別列出包括：身體各基本部位、神經系統疾病、呼吸系統疾病、消化系統疾病、循環系統疾病、物質代謝及血液疾病、泌尿系統疾病、外科及皮膚科疾病、小兒科疾病、婦產科疾病和傳染病。以痛風爲例，可在物質代謝及血液疾病中找到。然後在疾病名稱痛風之下可以見到列出的手位有：心臟、腎臟、膀胱、胃腸、丹田、疼痛部。

療法指針是一個很好的參考，可以讓學員遵從基本的手位。如果遇到不理解的位置時，可以配合療法指針裡列出的手位作爲參考，但施行靈氣請不要忽略「病腺」理論。

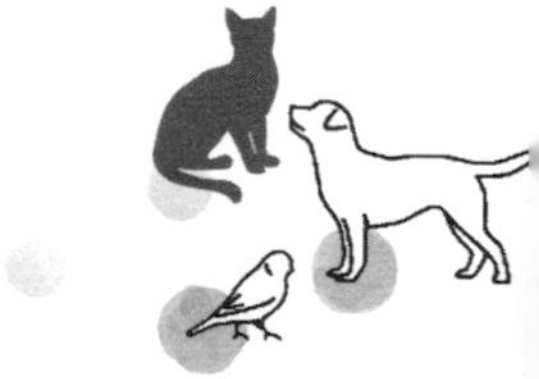

血液交換法（Ketsueki-Kokan Ho）

血液交換法可以讓接受靈氣的人恢復精神，促進人體能更有效吸收靈氣的一套手法。血液交換法並不涉及接觸任何血液，初次接觸的同學常常在聽到名稱後有所誤會。

血液交換法有一個全身的使用方法，在直傳靈氣的前期課堂上會練習使用的步驟。進行血液交換法時，接受者只需放鬆躺下，施行靈氣的人會配合指定的步驟與次序。雖然當中某些步驟看似與按摩相近，但卻是透過充滿靈氣的雙手拍打、輕掃、輕按的方式完成。血液交換法主要是在靈氣療法後使用，能提升整個療效。

發靈法（Hatsurei Ho）

這是一個讓學員可以在家練習靈氣的方法，發靈的靈是指靈氣的意思。這個練習除了合掌進行外，也可以配合五天不同的練習來進行。個人認爲這是一個很好的方法，本來爲自己及他人使用靈氣已經是一個很好的練習，而發靈法是一個可以不斷反覆進行的基礎練習，除了能調和身心外，對於感應病腺也有幫助。

性癖治療（Seiheki Chiryo）

性癖治療是日本原文的名稱，可以處理情緒和心理所構成的問題，以及由此引起的病症。性癖治療會在直傳靈氣的後期課程中學習到，這個療法透過靈氣配合特定的步驟進行。請耐心並持之以恆地進行，因爲要改善情緒問題或由此引起的病症並非一朝一夕。不過大部分被施行的對象及同學在課堂首次練習後都表示，他們能在過程中感到內心的放鬆與平靜。

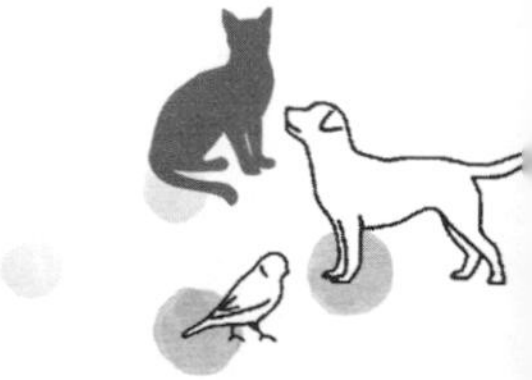

課堂上我們也發現同學愈是眞切想要改變問題，效果愈明顯。即使只是短暫的課堂練習，也有同學覺得內心舒坦不少。也有一些學員爲家中患有情緒問題的人嘗試性癖治療後，家人便減少發作的次數，甚至經過醫生的評估後可以減輕藥物的服用量。但請注意，如果個案在經過專業醫療人員評估後，發現還是需要服用藥物，請勿因爲性癖治療而擅自要求個案停止服藥或減少藥量，藥物的安排應交由符合資格的醫療人員決定。

遠隔治療（Enkaku Chiryo）

遠隔治療是日本原文的名稱，同樣會在直傳靈氣的後期課程中學到。遠隔是指遠傳的意思，即接受靈氣的對象不在身旁，也能替其施行靈氣的一種療法。使用遠隔方式並不影響療效，很多人聽後覺得很神奇、玄妙，其實當中是有其原理及施行步驟，當中會配合咒文（Jumon）的使用。遠隔治療可以使用在身體上，也可以使用在自己和別人的情緒問題上。在後期的課堂裡學員會互相進行遠隔治療的練習，加深遠隔治療的了解與體會。

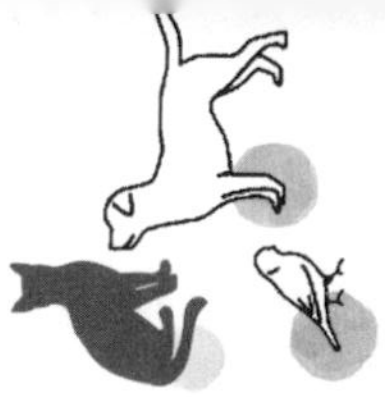

註釋：

①千葉常胤，當時是在現今千葉縣一帶活躍的武士。

②根據牛田從三郎先生為臼井老師所立的功德碑記載是二十一天。

③上段與此段的原文出自直傳靈氣研究會所印的直傳靈氣中文課本 P.29-30.，已獲直傳靈氣研究會授權引用。

④原文 A form of therapy in which the practitioner is believed to channel energy into the patient in order to encourage healing or restore wellbeing。

⑤原文 A treatment that involves directing energy from your hands into someone's body to make them feel better。

⑥臼井老師在日本多地教學，廣島是其中一個。

⑦牛田從三郎先生是海軍少將（1865-1935），臼井老師的功德碑內下款註明海軍少將從四位勳三等功四級。

⑧原文私が伝授を受けたのは林忠次郎という海軍大佐で、極めてまじめな、人情深い、如何にもこの仕事に生まれついた様な人である。午前中は一般の治療に応じ、月の五日間は療法の伝授を行なっている。《Sunday 毎日》昭和三年三月四日號，讀者也可以參考山口老師的著作中譯本《直傳靈氣：靈氣真相與歷史腳步》P.40，與及另一中譯本《靈氣實用手位法——西方靈氣系統創始者林忠次郎的療癒技術》P.67，內有原文的中譯版本。

⑨英文原文自山口忠夫老師著作《*Light on the origins of Reiki: A handbook for practicing the original reiki of Usui and Hayashi*》p.30。

⑩《布哇報知》（*Hawaii Hochi*）是夏威夷發行的報紙，對象是居住在夏威夷的日本人，內容包括日本國內的新聞、夏威夷內日本人的社區新聞等等。

⑪原文日本には会員が約五千名程居られますが、其中から此療法の伝授に適すると認めましたお方十三名

を推薦致しましたが。《布哇報知》１９３８年2月22日 P.8。

⑫英文原文自山口忠夫老師著作《*Light on the origins of Reiki: A handbook for practicing the original reiki of Usui and Hayashi*》p.29 & p.34。

⑬與註⑨同一出處。

⑭有關山口千代子老師的學習與描述，可以參考山口忠夫老師著作《*Light on the origins of Reiki: A handbook for practicing the original reiki of Usui and Hayashi*》p.30-p.38。

⑮該篇報導內容在有關林忠次郎老師在女兒陪同下前往夏威夷教學中提及，內文原文表示霊気療法に就いては布哇では未だ広く一般に知られていないがヒロ市の牧師樋口貫氏夫妻並びに日本語学校々長田原仲亮氏等は昭和八年五月に霊気療法の伝授を受けし居り。《布哇報知》１９３７年9月30日 P.7。

⑯原文高田夫人は加哇生れの第二世ですが、一昨々年の冬東京の私の治療所で約半年の間熱心にこの法を修行して一昨年七月加哇島に帰り同地で治療と伝授を始めました処、会員五十余名に達しました。《布哇報知》１９３８年2月22日 P.8。

⑰原文加哇島カパアの高田ヒロミ夫人は林氏に就て治療法を習って帰布し施術して居るが先生に是非一度布哇に来て霊気療法を普及して頂きたいという高田夫人の希望で林氏が来布するに至ったものである。《布哇報知》１９３８年2月22日 P.8。

⑱有關資料可以參考《*This is Reiki: Transformation of Body, Mind and Soul from the Origins to the Practice*》by Mr. Frank Arjava Petter P.90，中文書籍可以參考《靈氣實用手位法——西方靈氣系統創始者林忠次郎的療癒技術》P.59。

⑲有關資料除了可在網上參考，不少書也有提及。例如：《*Reiki and Japan: A Cultural View of Western and Japanese Reiki*》by Masaki Nishina, Edited by Amanda Jayne P. 139,《*The Reiki Sourcebook*》Bronwen and Frans Stiene P.172-175 等等。

第三部

靈氣療法

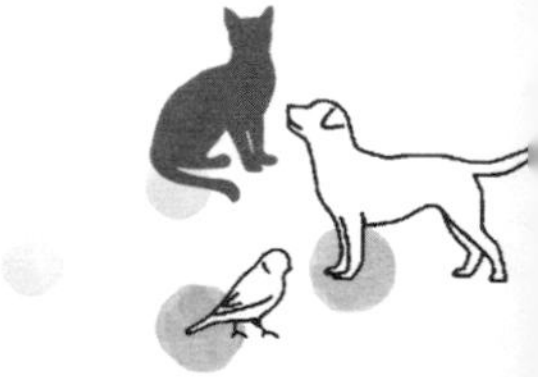

直傳靈氣的施行重點

施行靈氣的時候，我們會遵循能量由上至下流動的概念進行靈氣療法。如果有學員細心留意療法指針內的手位，不難發現很多疾病都是在頭部進行的手位。倘若只有短暫時間，當然只能針對對方的問題局部進行。如果時間充裕爲全身施行靈氣，最好先由頭部開始。

在過程中施行者會移動雙手，並停留在有病腺反應的位置，直到該部位被靈氣處理完畢，意即病腺的反應被平復爲止。整個過程的時間沒有特別規定，如果只處理個別部位，建議不應該太倉促。在過程中，施行靈氣的人會雙手接觸到個案的身體，並不會提高雙手凌空施行靈氣，因此在開始前必須向個案說明。爲了避免直接觸碰對方，一般會在個案身上蓋上薄布或薄被子，才將雙手放在對方身上，以下是筆者施行直傳靈氣時會使用的其中一款薄布。

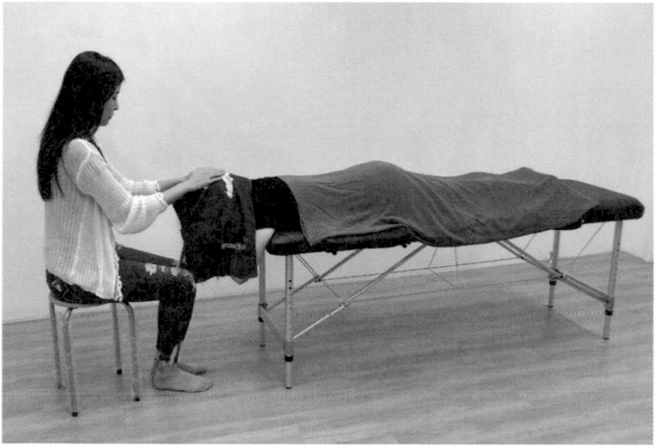

如果時間充裕為全身施行靈氣，最好先由頭部開始。

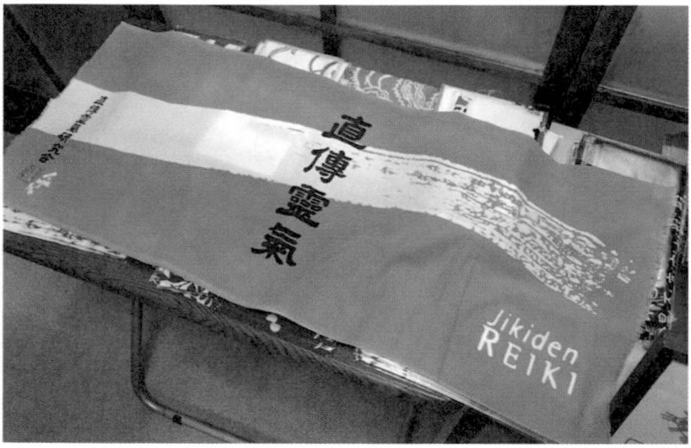

為了避免直接觸碰對方，一般會在個案身上蓋上薄布或薄被子，才將雙手放在對方身上，這是筆者施行直傳靈氣時會使用的其中一款薄布。

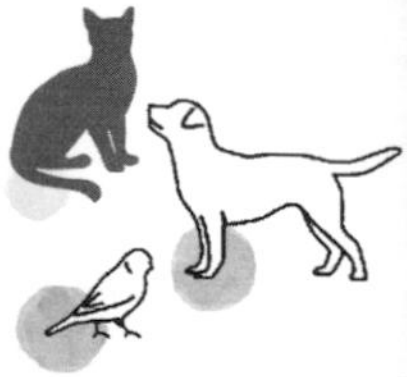

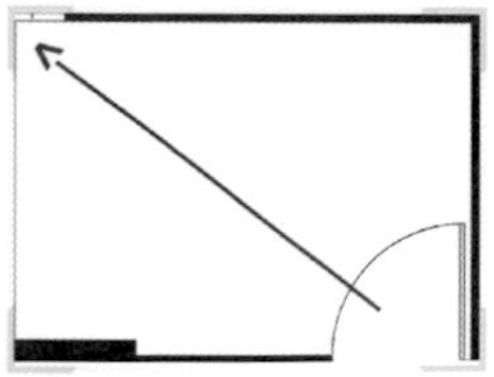

理想上，施行靈氣時可以考慮配合上座（Kamiza）、下座（Shimoza）的理論。在理論中能量是由上座流向下座，一般而言在門口最遠的對角位置便是上座，對面的位置便是下座。如果接受靈氣的人是躺臥姿勢，應該頭部指向上座、腿部指向下座，施行者站在上座的位置施行靈氣。在這概念下，上座的能量便由接受者的頭部流動到身上。

爲了讓大家更熟悉靈氣的使用，在課堂練習時如果由兩人一起施行靈氣療法，通常會安排其中一位在頭部開始，而另外一位則從膝蓋和腳底開始。倘若練習時有三位施行者，仍然有一位會在頭部開始，另一位在身體如背部、肩膀開始，第三位則在膝蓋和腳底開始。這樣大家便可以透過身體不同部位的練習，加深對靈氣與病腺的理解。在靈氣療法中，腳底也被視爲非常重要的位置。腳底是充滿經絡流通之處，在該處施行靈氣時，我們很容易能感覺到病腺。而接受靈氣者的狀況是否在改善，透過腳底的狀況也能反映出來。

施行靈氣的方法很簡單，沒有什麼特別的步驟，只需將手放置在需要的地方便可。施行時間的長短則需要配合病腺的概念，因此沒有指定完成的時間。不過如果你是收費的靈氣療法師，則可能需要考慮到每節靈氣的時間。

大部分對象在接受靈氣期間很快便會入睡，而且睡得特別深沉。

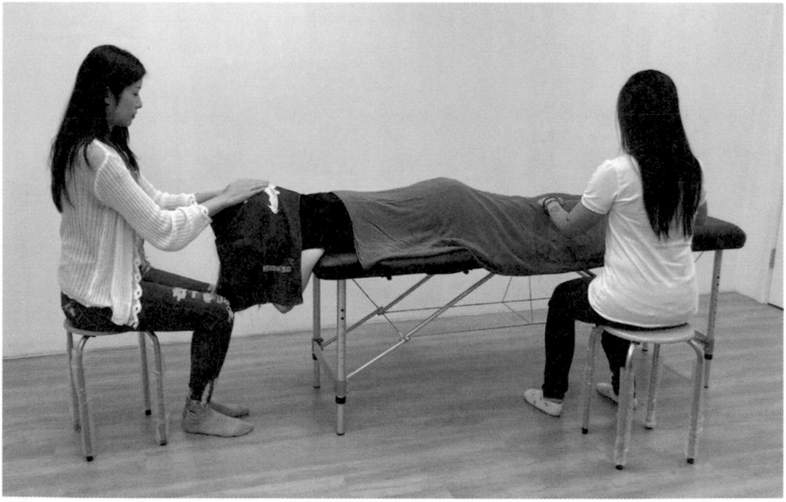

在課堂練習時如果由兩人一起施行靈氣療法，通常會安排其中一位在頭部開始，而另外一位則從膝蓋和腳底開始。

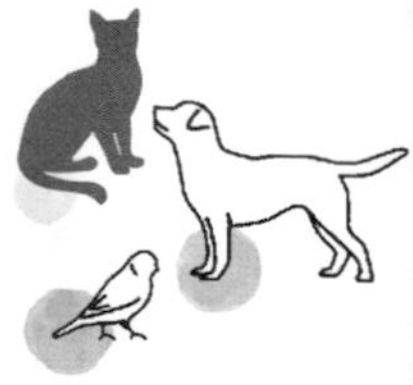

這是因爲現代人大都沒有足夠的休息，或休息方法可能不當，所以當能量開始發揮作用，就會感到舒適。身體感到舒適，第一個反應通常都是昏昏欲睡。因此在開始療法時，替接受者準備一個舒適的地方，光線、安靜的環境等都是我們應該考慮的，休息與放鬆對整體療效非常有幫助。

靈氣施行者就像一條流通的管道，靈氣經由自身，透過雙手傳送到需要療癒的地方，因此絕不會構成吸收別人病氣之說。所以只管放鬆自己，跟隨在課堂上學到的理論，配合你的手施行靈氣便可。

當靈氣療法完成後，可以建議接受者多補充水分，好好休息。你也可以請他留意身體的變化，例如接受靈氣的位置是否有改善？休息、飲食、排便是否有變化等，這些都可作爲接受靈氣前後的變化參考。

為人施行靈氣及常見疾病的手位建議

在靈氣的使用上，我們可以配合不同手位進行身體療癒、心理及情緒問題的處理。最簡單就是在患處配合病腺的理論施行靈氣，學生可以記下療法指針作爲手位參考。以下的分享是現代人常見的問題，也是我特別喜歡施行靈氣的位置。這些都是參考性質，您也可以試試，看看是不是也對您使用靈氣有所幫助，但請不要忘記配合課堂上所學到的理論。

（附圖的手位位置只供參考，實際需考慮個案體型）

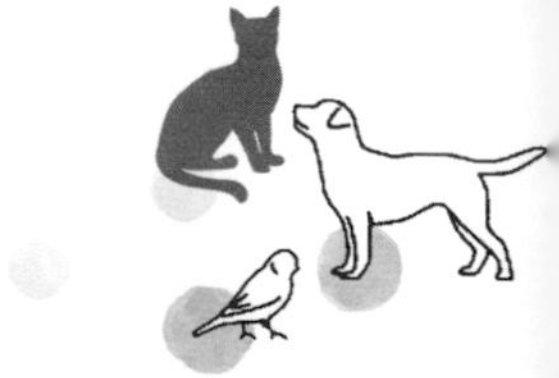

日常保養

平日我們可以多在一些保健位置施行，以促進身體健康。畢竟現在人們所患的疾病類型愈來愈多，如果過度依賴抗生素與止痛藥也不是一個好方法。最基本的保養位置當然是腎臟，腎臟是我們身體很重要的部位，無論是保養、維持身體健康、處理毒素、促進休息等，皆離不開腎臟的手位。當然由別人來幫助自己在腎臟施行靈氣或用遠隔方式處理會比較容易。如下圖，有時候我們的手是難以放到腎臟的位置，手也可能沒有足夠的靈活度正確放在腎臟上。就算可以，一段時間後手肘與肩膀也可能會感到酸軟。

所以山口老師在課堂上教導大家可以嘗試使用手掌背面傳送靈氣，這個方法可以減低手部因維持在腎上的姿勢時所帶來的不適感。

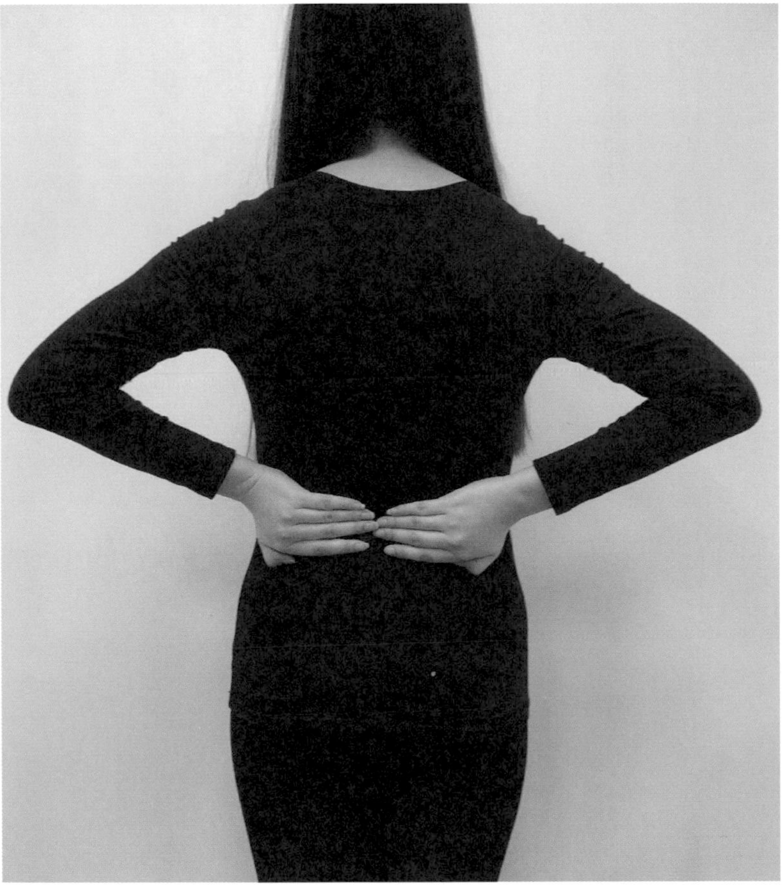

有時候我們的手是難以放到腎臟的位置，手也可能沒有足夠的靈活度能正確地放在腎臟上。

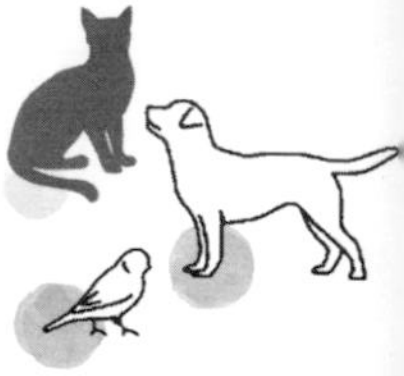

失眠

現代人常因爲精神緊張而難以入眠，其實將手放到後腦可以幫助睡眠，可是這樣手部反而容易感到不舒服進而影響效果。人緊張的時候胃部會收緊，而丹田能有助於整個人放鬆。所以建議可以一隻手放在胃部，另一隻手放在丹田上施行靈氣。除了上述的腎臟外，胃也是一個保健位置。晚上睡前保持這個手勢，既有保健的作用，更能容易入睡，改善睡眠品質，對於難以入睡的人是一個既簡單又實用的手位。

除此之外，晚上睡前我都會在自己心臟位置施行靈氣。現代人工作忙碌難以得到充分休息，爲了提神喝很多咖啡、不良的飲食習慣，或是平日進行過量的運動，長久累積下來對心臟也是不好。因此睡前替自己心臟施行靈氣，暖意及放鬆感會慢

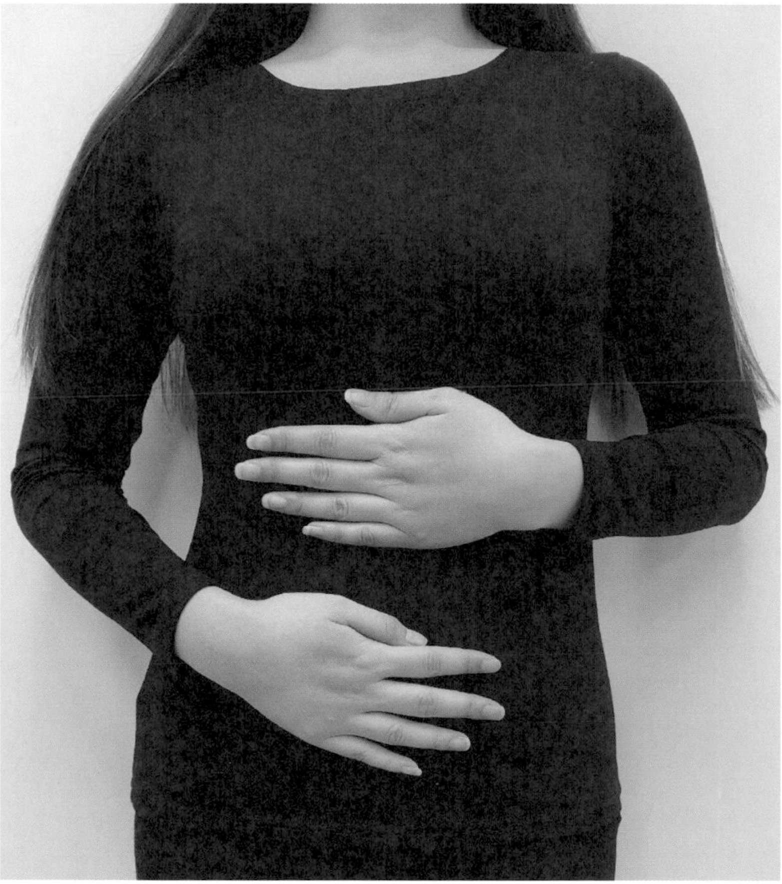

建議可以一隻手放在胃部，另一隻手放在丹田上施行靈氣。

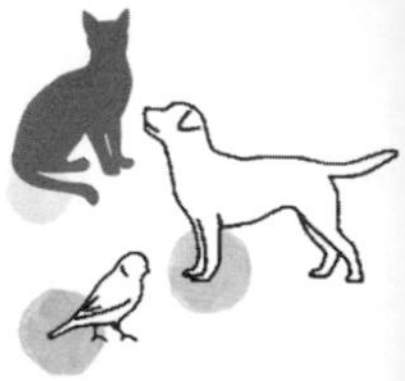

慢地讓心胸倍感舒適，進入良好的睡眠狀態。曾經有學員向我表示，自己容易緊張，加上平日工作需要走很多路，睡眠品質既不好也常常會出現腿部抽筋的情況。不過學習靈氣後，她像我一樣在心臟位置施行靈氣，便感覺到睡眠品質眞的有所改善，而且睡覺發生抽筋的情況也減少了。

當我替人施行靈氣時，會先跟對方確認某些部位是否可以觸碰，例如心臟。可以的話，通常靈氣施行到心臟位置時，對方很快便會進入深層的睡眠狀態。不過如果對方有很嚴重的心臟病或有使用心律調節器等情況，在此位置施行靈氣可能會引起患者擔心或是感到壓力，因此宜對患者細心說明。若遇到對方有懷疑或感到不合適的情況，切勿勉強進行。

→睡前替自己心臟施行靈氣，暖意及放鬆感會慢慢地讓心胸倍感舒適，進入良好的睡眠狀態。

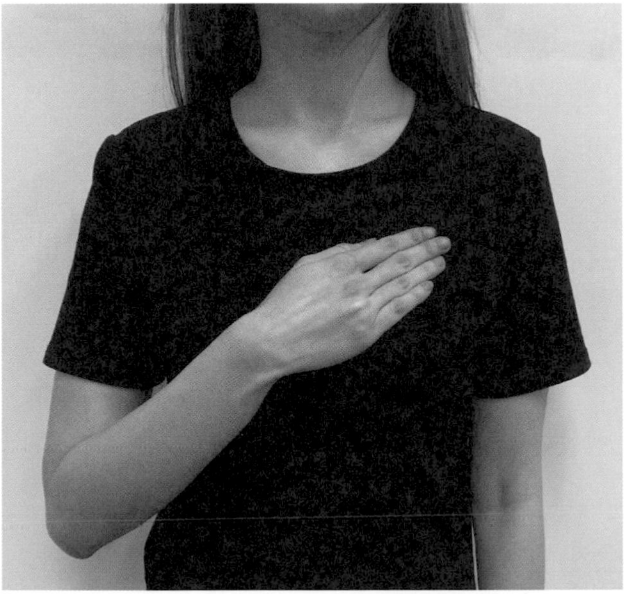

→通常靈氣施行到心臟位置時，對方很快便會進入深層的睡眠狀態。

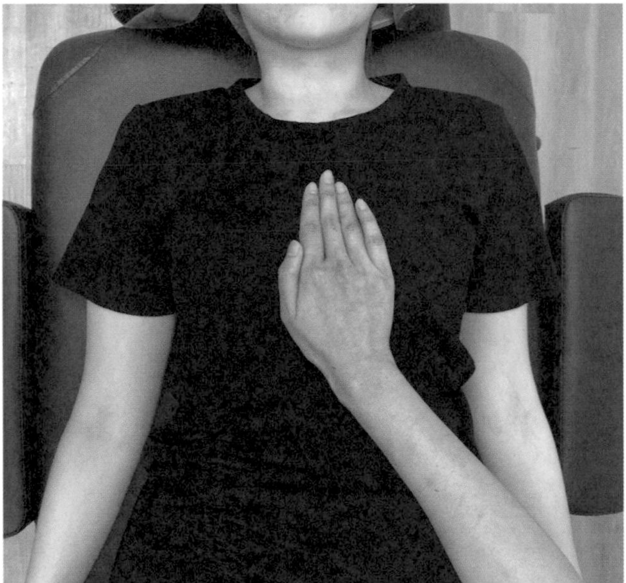

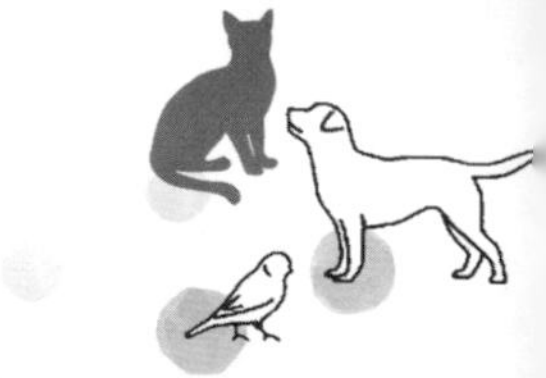

脖子及肩痛

脖子及肩膀痛是現代人常有的毛病，可能因爲長期使用電腦、手機，也可能因爲長期負重加上姿勢不良。肩頸的不適可能引起日後更多不同的身體毛病。

幫助別人時：

除了幫助別人處理脖子及肩膀位置外，能放鬆個案的肩胛骨更好。所以施行靈氣時，我會注重肩胛骨位置，此部分可以放鬆背部肌肉及肩膀，也能舒緩肩頸的不適。很多個案在肩胛骨位置被按一段時間後，由於背部放鬆，呼吸便舒暢起來，不知不覺就睡著了。

如果肩頸部位的問題非常嚴重，除了對肩胛骨位置施行靈氣外，我都會特別處

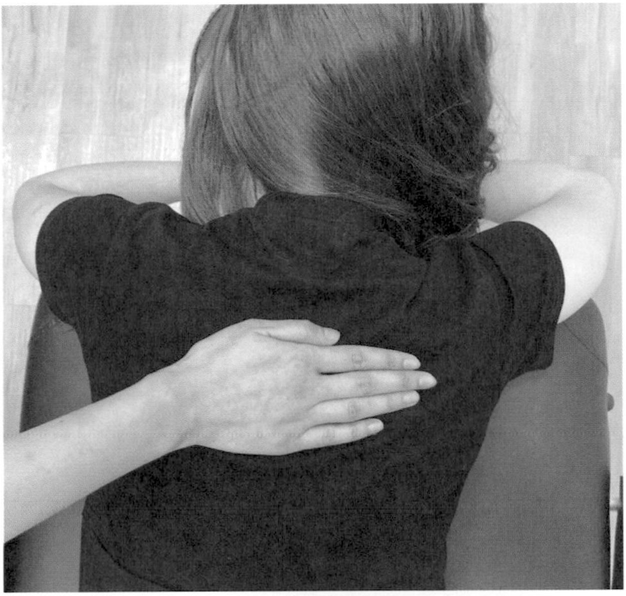

➜很多個案在肩胛骨位置被按一段時間後，由於背部放鬆，呼吸便舒暢起來，不知不覺就睡著了。

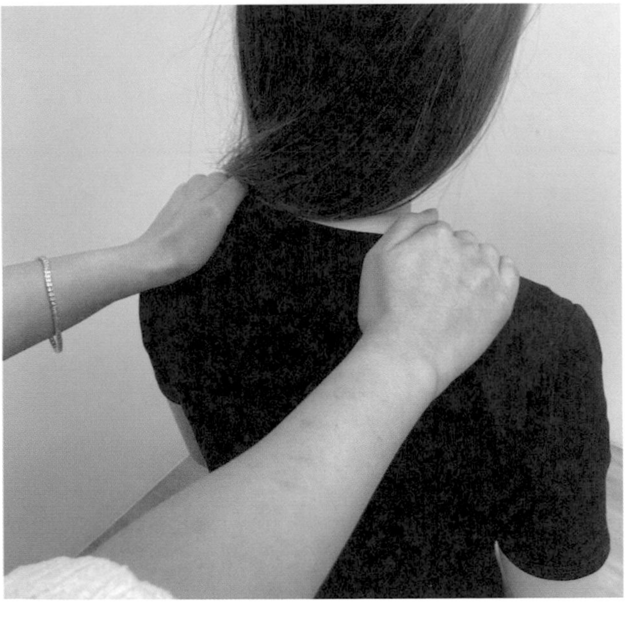

➜在肩井位置施行靈氣一段時間後，高低肩的問題也能得到改善。

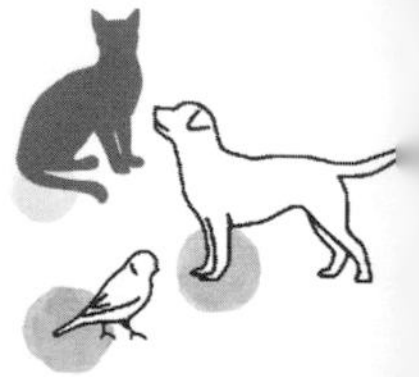

理肩井位置。這樣有助整個肩頸部位加速放鬆，而且減輕痛楚的效果也很顯著。現代人喜歡背單邊袋而形成肩膀一高一低的問題，這種情況會容易引起其他腰背的問題。我發現在肩井位置施行靈氣一段時間後，高低肩的問題也能得到改善。

自己處理時：

自己處理肩頸問題就沒有以上的待遇了，手掌能覆蓋在肩膀上當然最好，不過這樣的姿勢一下子便會感覺到累。最簡便的手勢是將左手搭在身體右邊的鎖骨上方施行靈氣，另一手托著手肘作輔助之用。如果手不夠長的時候，可以意念靈氣的能量，延伸到肩膀上。一段時間後你可能會由有點不適、緊繃、酸痛到完全放鬆，然後你可以放低左手，比較兩邊肩膀的鬆緊程度，你會發現靈氣真的很直接、有趣，之後再換另一隻手放到對面的鎖骨上方，以同樣方式施行靈氣。

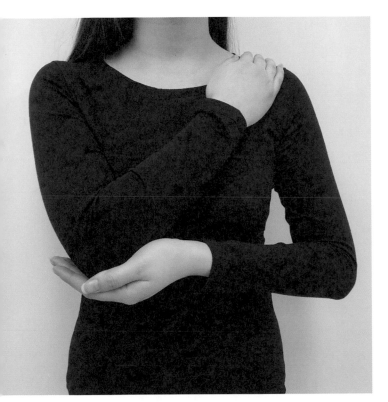

最簡便的手勢是將左手搭在身體右邊的鎖骨上方施行靈氣，另一手托著手肘作輔助之用。

使用這個方法不會讓手過於勞累，可以長時間為自己施行靈氣，而且也可以及時作出對比讓自己更加了解靈氣的療效。

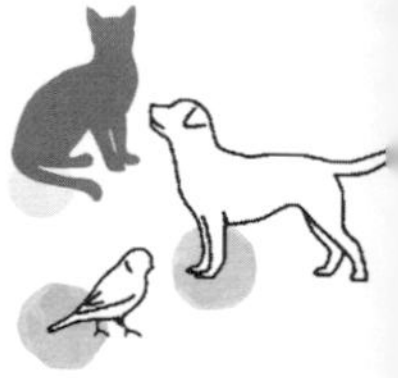

手腳冰冷

另一個我們常遇到的問題就是手腳冰冷，以往可能是女生比較普遍，但近年愈來愈多來上課的男學員也有這個情況。手腳冰冷可能是由於我們飲食過少所致，但都離不開血氣不足、不暢導致，長期手腳冰冷也會引伸出身體的其他毛病。

對於雙手冰冷，可以嘗試將雙手交叉胸前，然後將手放於腋下兩邊，因爲這樣有助於流通手部的經絡，幫助血氣流通。另外，做合掌的靈氣練習也有幫助。

對於腳底冰冷，我們可以將雙手放在鼠蹊部上，同樣也有助於腿部血氣流動，讓靈氣的能量由上而下沿腿流通。睡前按著這個部位施行靈氣，腿部會很快變得暖和，同時也能改善睡眠品質。當然這些練習未能立刻解決腳底冰冷的問題，我們需要定期持之以恆地進行，一點一滴達到效果。最近有一位學員跟我說，她學習直傳靈氣之後使用這個手位最多次，因爲眞的能幫助她入睡，而且手腳冰冷的問題也在慢慢改善，她發現自己比起以往的冬天，沒那麼畏寒了。

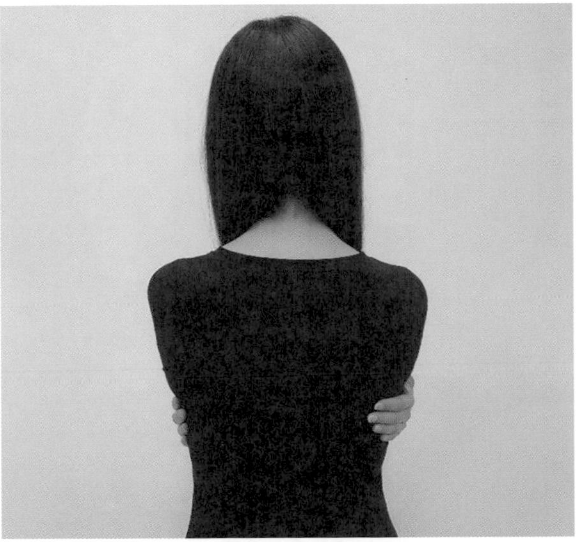

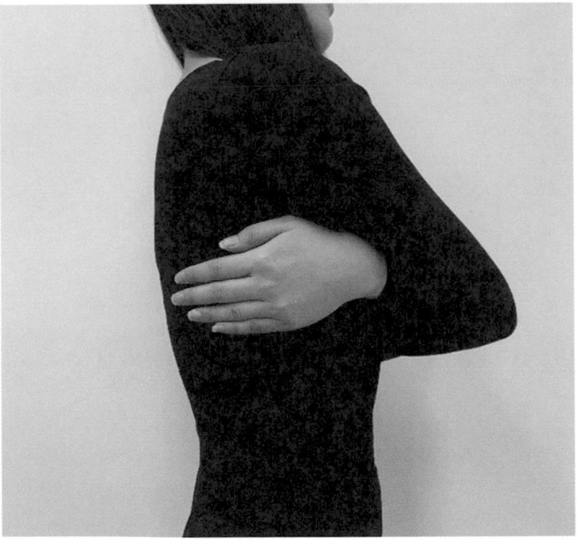

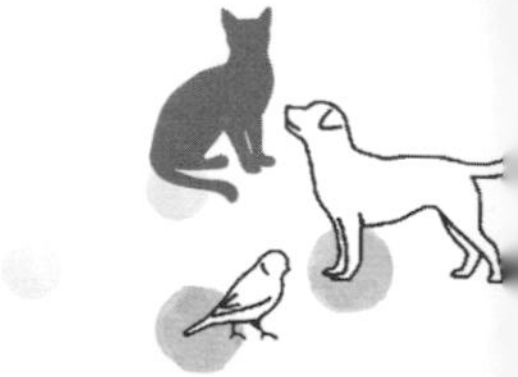

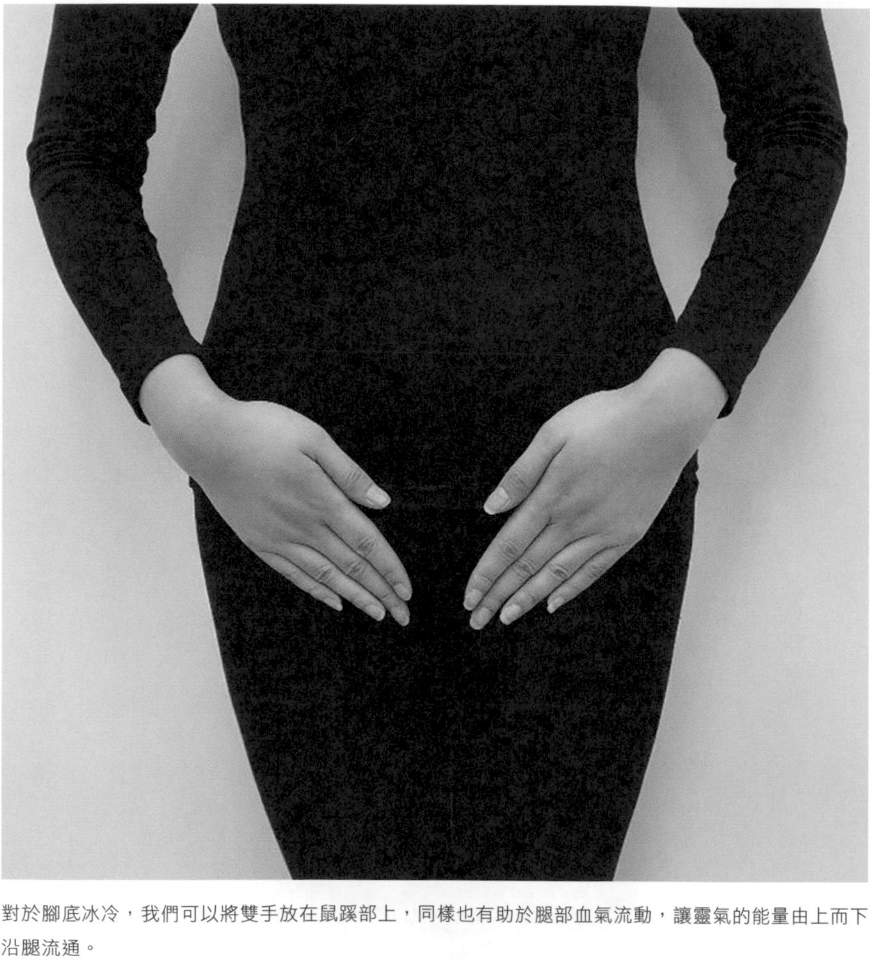

對於腳底冰冷，我們可以將雙手放在鼠蹊部上，同樣也有助於腿部血氣流動，讓靈氣的能量由上而下沿腿流通。

胃痛、胃脹、胃酸倒流及便秘

胃也是一個需要我們好好保養的位置，當我乘坐公共交通工具時，也會將手放在胃部施行靈氣。胃對應到人體的消化系統，食物經過轉化成為營養輸送到身體各個地方，所以日常多在胃部進行靈氣療法也可以改善消化系統，促進營養吸收。

由於工作關係未能按時進食，又或是日常的壓力太大，容易引起胃部不適，如胃痛、胃酸倒流等，這時直接在胃部處理即可。某些個案一開始在胃部進行處理時會產生不少胃氣，胃部咕咕作響，甚至有攪動的聲音。這是因為某些長期患有胃病或是胃部比較虛弱的個案在接受靈氣時，胃部放鬆後會感覺比較舒適，也會變得暖和。而某些個案在胃部接受靈氣療法後會立刻感到飢餓，也可能食慾大增。這都是其中一些常見情況，不妨鼓勵個案隨自己喜好選擇較健康與新鮮的食物進食。

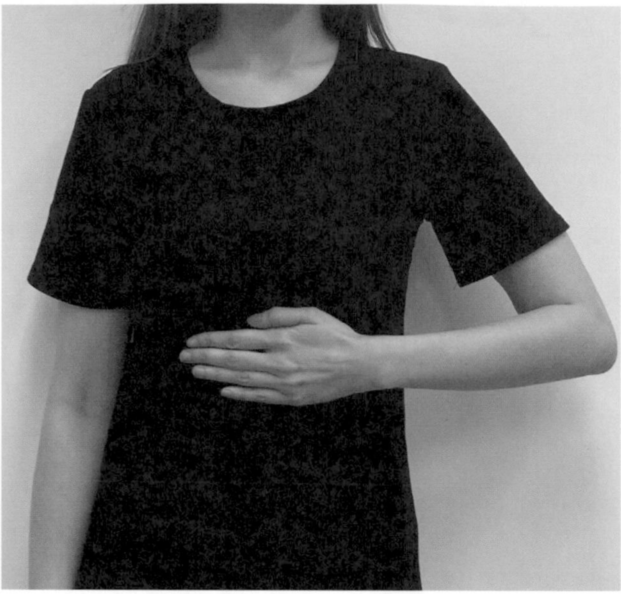

→日常多在胃部進行靈氣療法也可以改善消化系統，促進營養吸收。

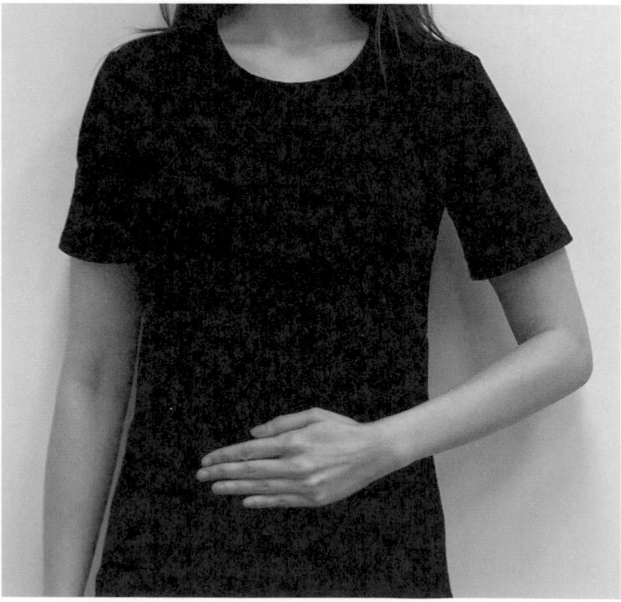

→某些個案有胃脹或排便困難的問題，除了胃部之外，也可以將手放在肚臍位置傳送靈氣。

如因胃部不適而引致嘔吐，除了胃部的手位，也可以加入喉嚨的手位。某些個案有胃脹或排便困難的問題，除了胃部之外，也可以將手放在肚臍位置傳送靈氣。持續施行靈氣時，情況會得到明顯改善。尤其腸胃持續攪動但不能排便，在肚臍位置傳送靈氣，很快便會感到腹部舒適起來，腸胃的問題也能得到調整。

坐骨神經痛、骨刺

因爲坐姿不良的關係，加上工作時需要長時間保持同一個姿勢，我們可能患上與坐骨神經有關的疾病，隨著年齡漸長也可能遇到骨刺的問題。除了其他保健方式、注意姿勢外，我們可以在患處施行靈氣來減低痛感。另外也可以在尾椎施行靈氣，這是其中一個我最愛施行靈氣的位置。處理任何個案時，我都會分一小段時間

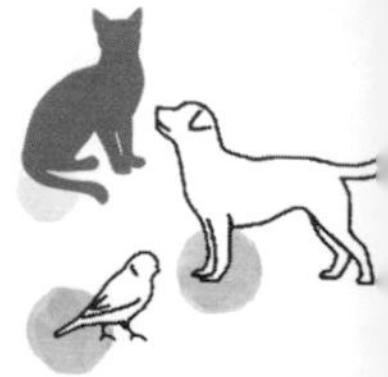

在尾椎上。原因包括好幾個，首先，處理尾椎，能量會流通與強健尾骨。接受靈氣的人都反映，這個位置會變得很溫暖，很酥軟舒適。有學生爲家人在此位置施行靈氣後，都跟我說效果很好。

第二，尾椎與我們的薦骨、骨盆位置接近，現代人無論男女因爲坐姿和步姿的問題，或因爲長時間穿高跟鞋等因素，患上不同形式的坐骨問題，例如移位、神經痛。因此即使未發展到疼痛的階段，在尾椎施行靈氣能幫助骨盆的保養，是很値得注重的地方。

第三，某些個案可能在過往因爲腰背受傷而使四周的肌肉異常收緊，因此容易再次受傷。在尾椎施行靈氣除了強健脊骨外，更可令周邊肌肉放鬆，減少個案日後肌肉再度受傷、挫傷與拉傷的機會。家父就是這種情況，所以當我替他施行靈氣時，也一定會處理這個部位。

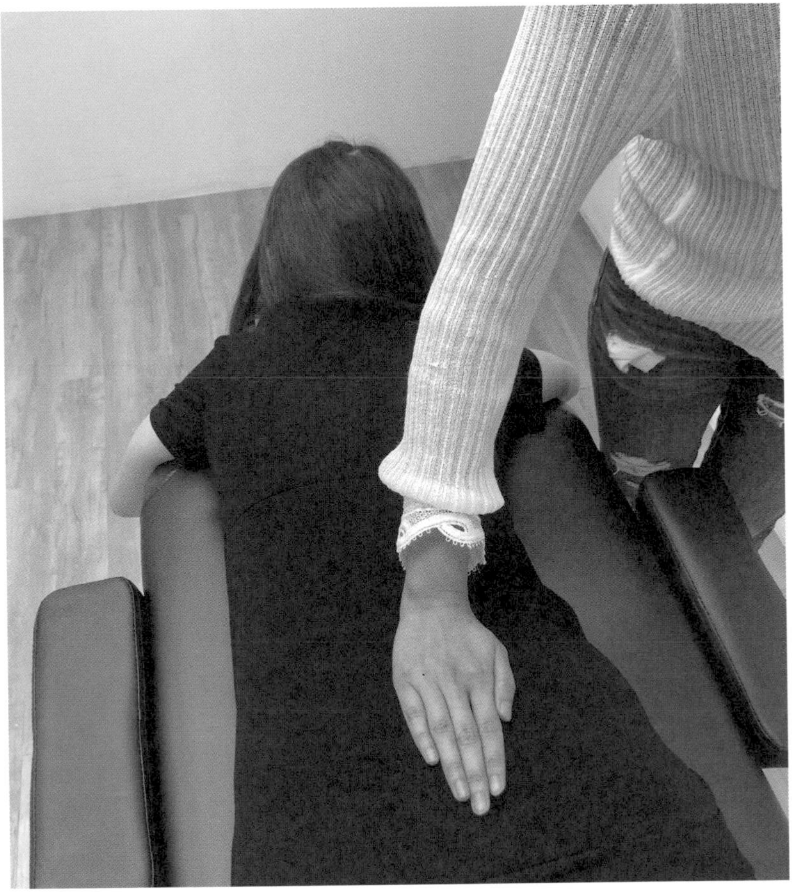

在尾椎施行靈氣除了強健脊骨外，更可令周邊肌肉放鬆，減少個案日後肌肉再度受傷、挫傷與拉傷的機會。

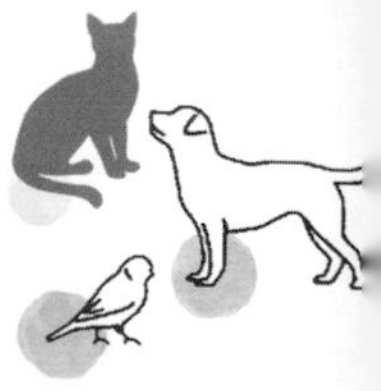

情緒、壓力、緊張及易怒問題

情緒問題是我們每天都有可能面對的，不論是自己還是身邊的人，遇上情緒疾病、沮喪、過分緊張、焦慮、壓力、易怒等都很常見。在直傳靈氣上，我們可以使用專門處理情緒問題的性癖治療。但個人建議，身體的手位也不能偏廢。

胃部就是其中一個部位，如遇上不快、沮喪、壓力、焦慮或情緒不平衡時，多在胃部施行靈氣，可以平靜及平衡自己。如遇到極大的情緒不安，建議是心跟胃一起施行靈氣，效果會更理想。

如果個案正在盛怒之下，除了在胃部施行靈氣平衡情緒外，我也會處理鎖骨下大約兩吋的位置。將手覆蓋鎖骨下約兩吋開始施行靈氣，我發現這樣可以減低情緒起伏，怒意會慢慢開始下降，變得平靜起來。對於平日容易鬧情緒、易怒的人，不

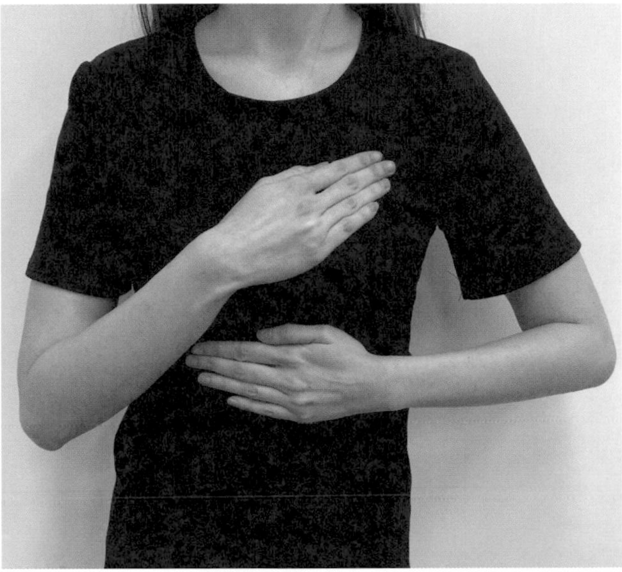

➜如遇到極大的情緒不安，建議是心跟胃一起施行靈氣，效果會更理想。

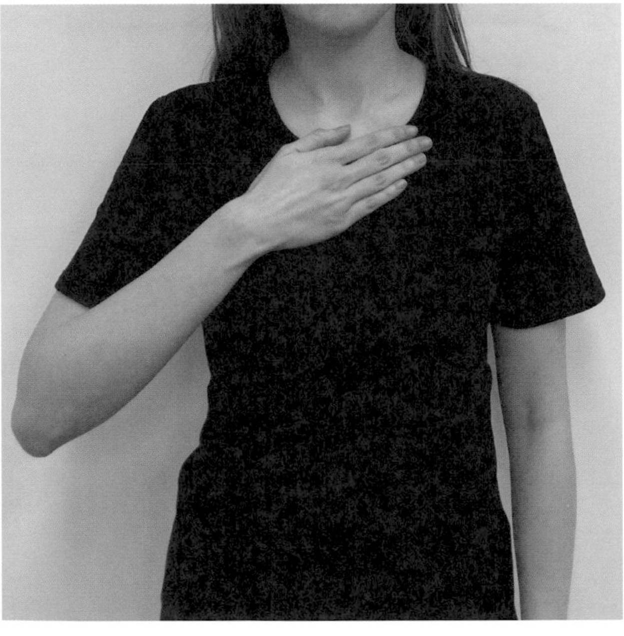

➜將手覆蓋鎖骨下約2吋開始施行靈氣，可以減低情緒起伏，怒意會慢慢開始下降，變得平靜起來。

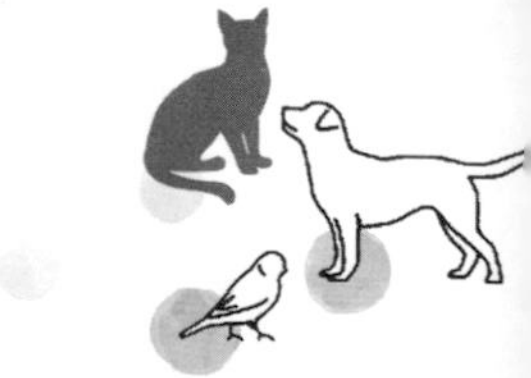

妨常常一手放胃部，一手放在鎖骨下大約兩吋的位置施行靈氣，在情緒管理上會得到莫大幫助。平常就算不是爲自己施行靈氣，我也會偶爾輕敲這個位置數下。此外我也發現，在發燒的時候，除了處理對應發燒的手位之外，在這個位置施行靈氣，能讓過熱的體感下降。

過敏

過敏也是經常碰到的問題，當皮膚過敏發作時，一般學員會理所當然直接在患處施行靈氣。曾經有好幾年的時間，皮膚過敏問題一直困擾著我。有一次我的臉部過敏特別嚴重，整張臉都紅紅腫腫的。那一次我特意躲在家裡，足不出戶，不服用也不塗任何藥物，在家裡全天作靈氣療法，也需要四天的時間才能恢復。

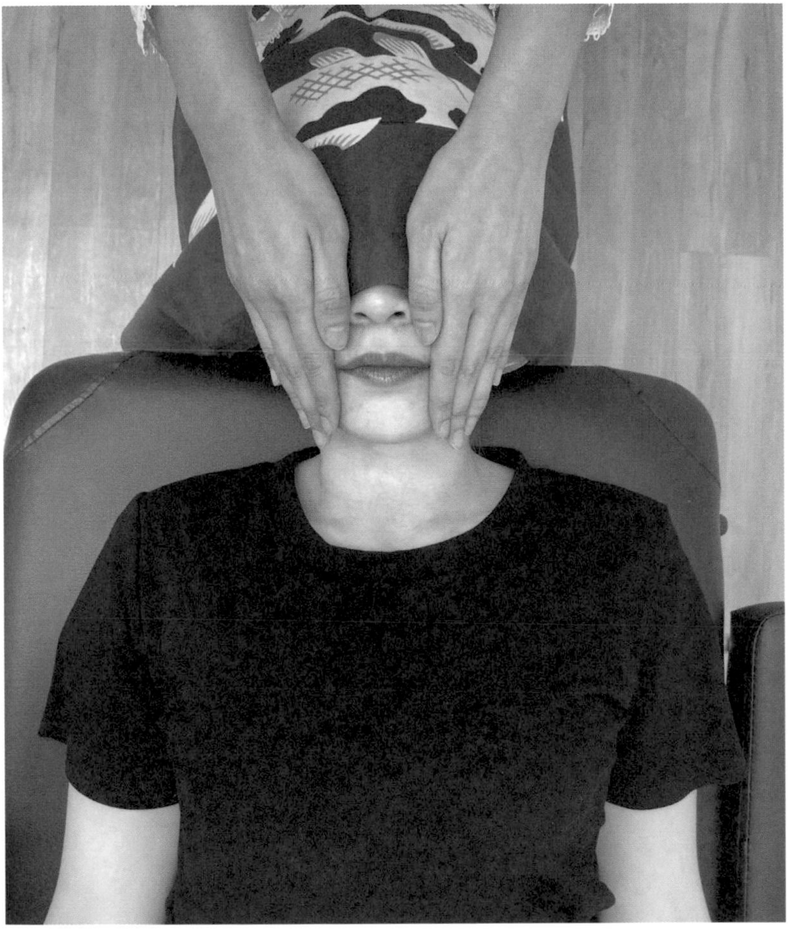

當鼻過敏發作時最好將雙手放在顴骨上施行靈氣，這樣比較容易改善鼻塞問題。

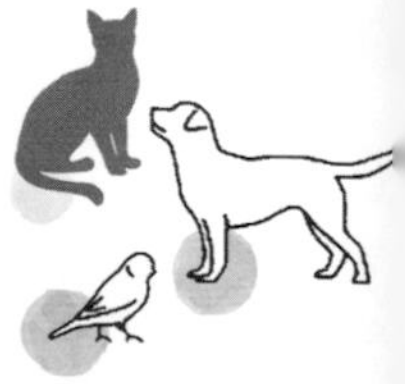

現在各式各樣的過敏太普遍了，經常有同學問過敏發作時可在哪個位置施行靈氣？除了急性過敏外，也可能是長期的過敏。如果過敏已經發作，在紅腫位置除了施行靈氣外，或許可以嘗試凝視法和呼氣法，因爲這兩個手法對消腫止痛有一定的效果。不過如果過敏範圍很大，一時間未必能達到明顯的退紅止痕效果。

有關過敏，我建議除了應急處理、找出致敏源外，平日多在喉部、胃部、丹田位置及腎臟施行靈氣。無論是過弱或是過強的免疫系統，這些都是調息的良好位置。改善自身免疫系統及減少接觸致敏源才是治過敏的方向。在處理慢性的毛病和免疫系統的問題時，要付出更多的耐心，隨著時間的努力，狀況才可以改善。

鼻過敏也是我們經常碰到的問題，根據經驗，當鼻過敏發作時最好將雙手放在顴骨上施行靈氣，這樣比較容易改善鼻塞問題，但如果鼻水倒流的情況很嚴重，可以用兩指放在山根位置上施行靈氣，這樣能快速讓呼吸暢順起來。

改善免疫系統

既然上文提到過敏的問題，免不了要改善免疫系統。特別是近年來受到多種病症的影響，免疫系統更加需要關注。對於免疫系統的手位，可以一手按在胃部，另一手放在腸部。平日的保健除了腎臟外，多在這些部位施行靈氣能強身健體。萬一不幸染上病症，加強此部位的處理可以有助痊癒。如患感冒、流感等，除了對應不適症狀的位置處理外，請在免疫系統位置施行靈氣，能加速痊癒。

早前我的一位學生因爲朋友確診了新冠病毒，而聯絡我有關靈氣療法的手位建議，雖然情況不是很嚴重，但確診者在住院期間失去了嗅覺，家人與她也非常擔心，當時我也是建議以胃和腸部作爲主要手位。後來收到聯絡說病患已經出院，也跟我分享自從爲病患進行遠隔靈氣後，期間CT值一直有提升。對比之前住院期

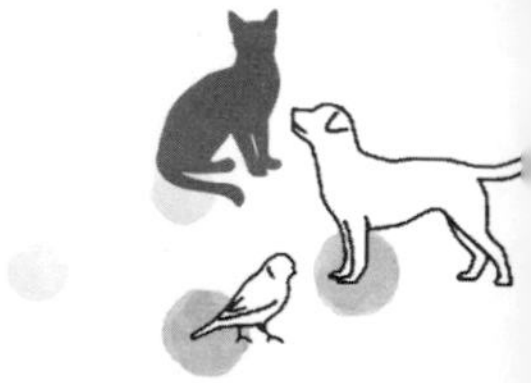

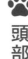

間數值一直沒有變化，學生確信靈氣發揮了作用，我當然也替她感到高興，不過也提醒她能康復不單單是因爲靈氣療法，更需要感謝醫療的配套與患者的努力。

頭部不適

倘若時間充裕，我首先會針對頭部進行靈氣。除了因爲靈氣療法一般會由頭部開始外，另一個原因是現代人通常都會思慮太多，也可能過分擔憂。所以最先處理頭部，個案通常都可以明顯對比進行靈氣前後的變化，整個人會慢慢感到輕鬆。開始放鬆後再處理身體其他地方，對靈氣的吸收和整體過程也有幫助。

再者，腦部是我們一個很重要的器官，頭部是不容忽略的一環。我曾經分別爲腦部退化患者與腦腫瘤的病患個案進行靈氣療法，在過程中，頭部用了很長的時間

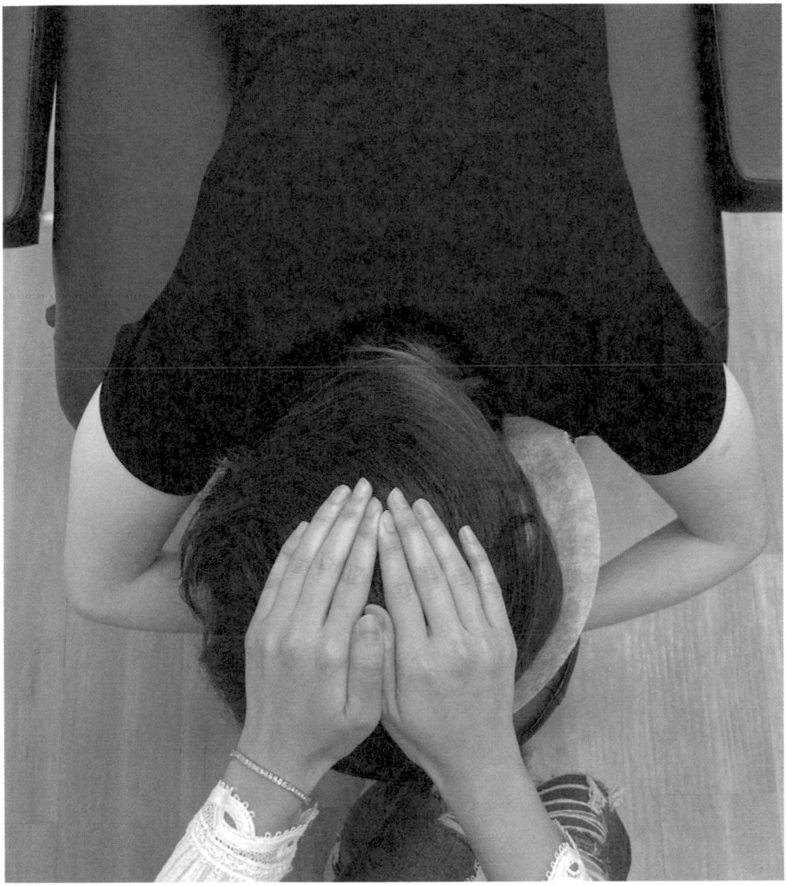

若遇到頭痛問題，建議直接在患處施行靈氣便可。在患處和頭頂中央施行靈氣一陣子，頭部的不適會慢慢消除，也會變得輕鬆。

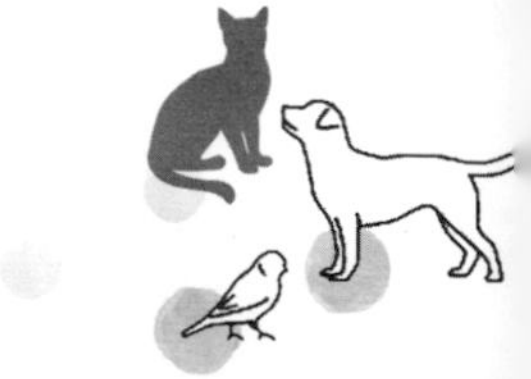

處理。除了他們在過程中得到更充分的休息外，療法完成後，無論是肢體平衡或走路都能見到改善，走動起來的靈活度也提高。所以即使是身體健康的人，在頭部施行靈氣也有良好的幫助。

若遇到頭痛問題，建議直接在患處施行靈氣便可。在患處和頭頂中央施行靈氣一陣子，頭部的不適會慢慢消除，也會變得輕鬆。隨著施行靈氣的時間拉長，整個人也感覺變精神了！但如果本身有長期頭痛問題的人，建議先到醫療機構檢查找出正確的病因。在醫療人員診治後，靈氣可考慮作為輔助療法之用。

年老虛弱或病後保養

隨著年齡漸長，我們可能會感到身體日漸虛弱。又或是大病後，進行手術後需要調理，不妨在心臟、胃部、腸部和腎臟施行靈氣。除此之外，我也會在丹田施作靈氣。丹田是一個很重要的位置，常常聽說人生病的時候丹田是涼的。遇到病患時，你不妨試試將手放到丹田位置。當我生病時，除了感覺丹田涼涼的，當病得不輕，甚至會感覺丹田像虛空一樣，更甚者會感到輕微抽痛。此時在丹田位置傳送靈氣可以變得比較舒適，丹田是一個很好的助眠位置，也是治病的一個重要位置。

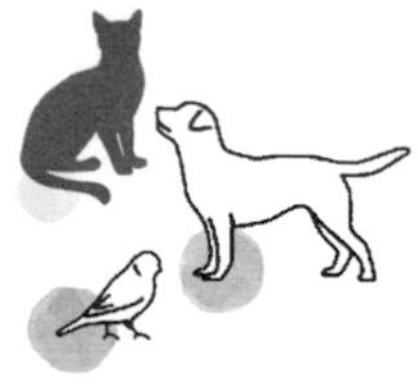

懷孕的不適症狀

有人問過懷孕婦女可以接受靈氣嗎？靈氣對懷孕有很正面的幫助，包括胎兒成長，減輕孕婦的不適症狀。但如果心裡有擔憂，還是先了解孕婦的狀況、對方對靈氣的認識等，再決定是否要爲懷孕婦女施行靈氣。

曾經有一位多年未有身孕的學生，剛開始懷孕時，她想跟我學習靈氣。她希望懷孕期間可以自行使用靈氣，讓她的寶寶健康成長。最初我是拒絕的，因爲沒有遇到這類個案，也擔心有不愉快的事情發生。可是對方很有誠意，還特意準備了健康證明和免責條款書，爲此我也曾向研究會查詢，並得到很正面的回覆。最後雖然也有替她安排課堂，但我一直在擔心她的情況。一年多過去了，才知道她已順利生產，寶寶十分健康，而且脾氣很好！所以如遇到懷孕的個案，爲避免發生不愉快的狀況，請先了解目前孕婦的狀況、婦科醫生的意見及個人意向等，再決定是否替她施行靈氣。

靈氣可以在很多地方都看到療效，例如止痛、腸胃問題、失眠、緊張的問題都有明顯效果。不過，慢性疾病、舊傷患則需要較長時間才能看到效果。其他常見的問題如網球手、手腕筋膜發炎、眼睛乾澀、生理痛等等，一般都是在患處施行靈氣

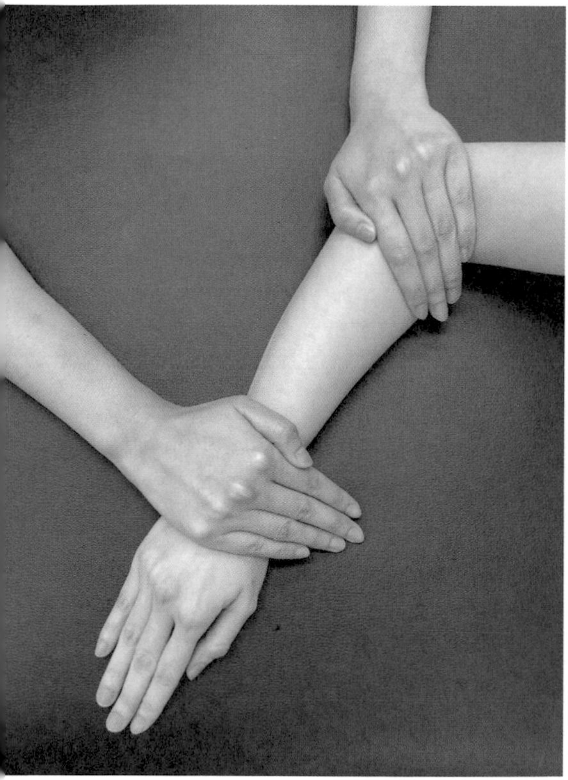
手腕與手肘的不適可直接在患處傳送靈氣，如遇嚴重者可再配合在肩膀位置施行靈氣。

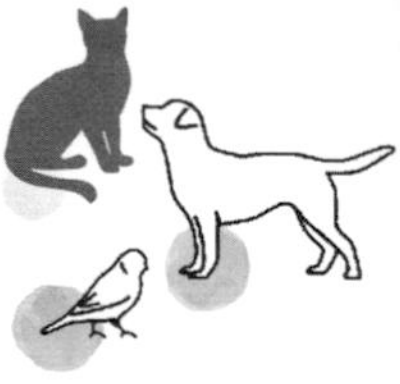

便可。

我的學生當中有不少都是愛美的女生，有時她們會問靈氣是否可以減肥？針對腸部位置施行靈氣的確可以有助腸部吸收和消化，也能幫助腸部蠕動幫助排便，對排水腫也有些許幫助。有學生學習靈氣後，每晚睡前都在肚上施行靈氣。幾天過後，她感到肚子輕鬆了，連她的同事都問她是不是瘦了！但要達到很明顯的減肥效果，還是要配合飲食及運動才會更有效。

也有家長問過孩子發育時期做靈氣是否可以增高？靈氣的確可以幫助孩子健康成長，也可以幫助筋絡及肌肉放鬆，但對於增高的效果，我實在沒有參考的數據。我相信年輕人增高跟運動、營養、休息等多方面有莫大關係。

另外也有人問過骨折的處理，在扭傷、挫傷、燙傷、加速傷口癒合、止痛消腫等，靈氣是有幫助，但請根據實際情況考慮處理的先後順序。某些情況如骨折，要先尋求符合資格的醫療專業診治較爲實際。當然，在應急的醫治處理後再接受靈氣療法，會對康復有很大的幫助。基本上，靈氣療法並沒有一本通書，很多都是知識再配合經驗。如課本內有提供療法指針，讓你有基本的印象，但也請多配合自己的知識和經驗。

在教學的過程中，我發現初次學習靈氣學生都容易偏向單一地處理問題。例如：咳嗽就只想到在喉部傳送靈氣，而忘記還可以在呼吸系統進行處理；感冒發燒就集中處理頭部、喉部，而忘了還可以在胃部、丹田等部位施行靈氣。雖然是可以按個別器官與身體部位來處理，但我們的身體是一整個系統，每個構造其實互有關連和影響。所以在施行靈氣的時候若多從這個角度考慮，便可以爲個案提供更明顯的療效。

我小時候經常生病，加上扁桃腺的問題，也特別容易發燒。當時我的家人非常

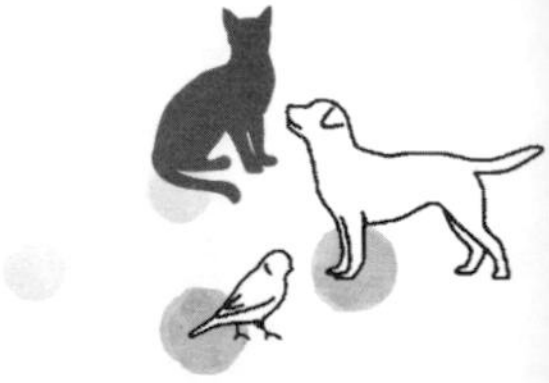

相信西醫，讓我服用很多抗生素，即便那時只有十歲，但我的牙齒整個都是黃的，而且絕大部分的牙齒也都蛀掉了。我服用西藥的嚴重程度讓整個眼圈都發青，一到冬天特別怕冷，手腳總是冰冷。當我說起這些往事時，跟我較親近的同學們都表示難以相信，因爲他們都知道我現在最怕熱，冬天也不喜歡蓋厚棉被。可這些不是一朝一夕的事情，我很慶幸自己有機會接觸到能量療法，經過練習幫助自己身體發生變化，所以請持之以恆使用靈氣。

最後我想說，靈氣的確是一個簡易學習的療法，效果也很明顯，但靈氣並不能改變生死，有時候我們盡己所能便已經很好。

直傳靈氣：動物靈氣

在我的靈氣施行個案中，替動物施行靈氣的經驗比替人施行的更多。當初我學習靈氣的目的就是爲了自己的貓貓，所以身邊很多飼養動物的朋友得知後，都陸陸續續聯絡我，希望可以了解更多詳情，也希望我可以爲他們的動物施行靈氣。

我比較常用遠傳的形式進行，即直傳靈氣的遠隔治療。遠隔治療的意思是指個案不在你身邊，但仍可以透過特定的步驟去傳送靈氣，作出療癒。請勿將這件事情想得太神化，遠隔治療有其原理與方法。在直傳靈氣的課堂上，同學之間也會在課堂上互相練習，讓大家可以即時了解遠隔治療的效果。

我本身也比較喜歡在動物靈氣上使用遠隔的方式，原因有四：

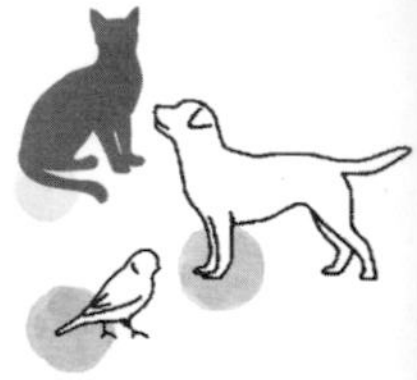

第一，我爲動物施行一次靈氣短則半小時，長則一小時也不足爲奇。整個過程中以個案能保持放鬆效果最好，所以如果與動物面對面進行靈氣療法，動物有可能因爲要近距離面對陌生人而變得緊張，影響療效。

第二，動物亦可能缺乏耐性，未能安分地讓你施行靈氣，你也可能因爲牠移動或是走動而分心，因而影響效果。

第三，若不是上門爲動物進行靈氣，而是主人帶著動物前來進行療癒，對重病或特別容易緊張的動物來說，可能是一種負擔。

第四，有某些部位可能難以施行靈氣，使用遠隔方式比較方便。

靈氣的療效並不因距離而影響，直接面對面施作靈氣與遠隔治療的療效並無差別。在處理動物靈氣上，一般也是雙手施行。絕大部分的動物都會喜歡靈氣療法，牠們很能夠吸收靈氣，所以不難發現靈氣在牠們身上發揮出來的效果。甚至有些動物會愛上靈氣，定時提醒你爲牠施行靈氣。我有不少學生都跟我說，自從學習直傳靈氣爲家中動物施行後，家中寶貝每到特定時間便會提醒主人要替牠做靈氣。我有一位學生，她媽媽家裡的動物非常喜歡靈氣，一看到我的學生去探望牠，會主動要求我的學生爲牠施行，甚至露出肚子等待。

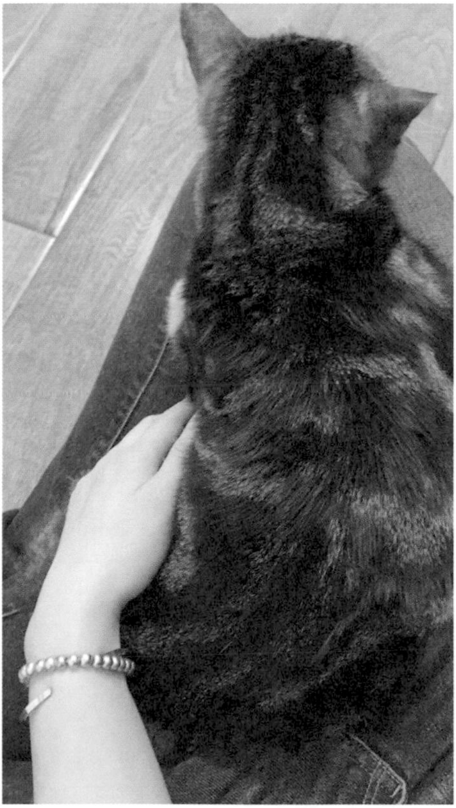

喜歡靈氣的動物絕對不會放過您空閒的時間，圖為一間小型貓舍內生活的貓貓，牠總喜歡在我到訪時坐到我的腿上讓我陪伴牠和為牠靈氣。

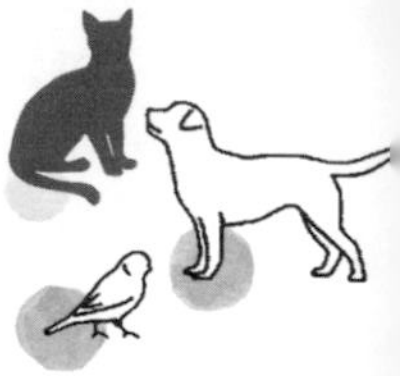

某些人對於遠隔的方式採取比較懷疑的態度，一般我跟主人溝通時會明確告知，如有懷疑，可以尋找其他能提供面對面服務的靈氣療法師。為了增加主人對遠隔方式的信任，在進行靈氣開始前與結束後，我會聯絡主人，並告知過程中的狀況。慢慢地，主人也會習慣，而透過觀察與對比，主人的信任度也會增加。當然，每個個案就好像面對不同狀況的人，牠們的進度與反應也會不一樣。

為了提高療效，在著手每一個個案之前，我會先跟主人溝通了解動物的情況。包括：

1. 動物的資料，例如年紀。
2. 獸醫診症的結果、各項檢查如驗血報告等等。
3. 動物目前狀況，能安睡嗎？能自行進食嗎？排便、走路情形如何？

4. 疾病一路惡化的話會發生什麼情況？醫生對病患的建議？

5. 還有進行其他療法嗎？

6. 主人希望靈氣療法的重點在哪裡？

大家看到第六點可能會覺得我這個問題很奇怪，主人當然是希望能治病呀！不過我會在療法開始前考慮排序的問題。舉個例子，如果動物在癌症晚期，可能主人期望的是動物能減輕痛苦，希望牠多少能吃點東西，在這個情況下，我考慮的手位會有所不同。又例如動物患有其他病症，但心臟與腎臟的指數也不佳，西醫的藥物可能會加重心臟和腎臟的負擔。這個情況下，除了針對病症的處理外，我也會特別注重強健心腎的部分。而且了解主人的需求後，也能對靈氣進行的次數提出建議，也可以為動物提供更針對性的協助。

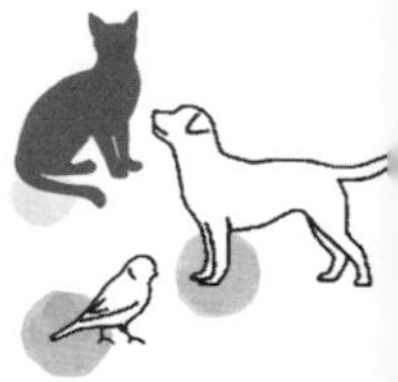

進行動物靈氣與替人施行靈氣一樣，都是根據病腺概念作處理，時間上也沒有限制。因此如果你當日已經行程滿滿，要作長時間的靈氣個案可能未必是一個適合的選項。我最初爲動物靈氣定三十分鐘爲一節，後來一般我會加長時間至一節四十五分鐘，偶爾也會加至一個多小時，這是因應個案的需要與嚴重情況而定，而且個案一般不會只有單一種問題。

我的貓貓在五年多前因爲患了急性腎衰竭離世了，當時我除了工作與休息時間外，其餘的時間都在爲牠施行靈氣。當牠在我身邊我就面對面替牠施行靈氣，如果乘坐交通工具的時侯，我會使用遠隔的方式進行，每天加起來大約爲牠施行四至五小時的靈氣。每天長時間的接受靈氣，並沒有爲牠帶來任何負面影響。急性腎衰竭的痛楚令牠抽搐和難以入睡，反而在進行靈氣的時間可以令牠減輕痛楚，甚至可以入睡。靈氣雖不能起死回生，但我很慶幸自己學了這門學問，讓我在難過之餘，也能幫助牠減輕痛楚。

了解動物的身體狀況，除了「病腺」外，透過雙手傳來動物吸收能量的情況，可以作爲個案進展的參考。我曾經爲一隻重病的狗狗進行靈氣療法，發覺牠吸收靈氣的速度每況愈下，我便知道個案的情況愈來愈嚴重。

又例如我曾經爲一隻栗鼠進行遠隔靈氣，我在過程中感到一種不屬於病腺的寒冷感，我便向主人詢問栗鼠最近食量是否下降，主人表示進食量的確在遞減。主人起初會有點難以相信，爲何不在動物身邊也能透過靈氣而知道牠食量不足，這些都是透過經驗累積，然後多次發生類似情況的推論，絕不是什麼靈能或外界力量所致。遇到這種不屬於病腺的冷，除了食量的問題，也可能是因爲個案本身很虛弱，然後突然天氣溫度驟降，主人保溫做得不足所致。

然而在處理某些個案上，我會特別擔心，當我感到靈氣的能量不太被吸收，個

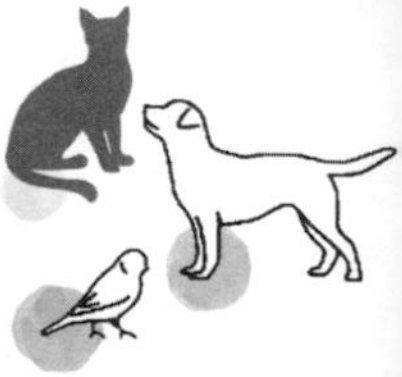

案身體有種空盪盪的感覺，而且持續一至兩次的療法後也是如此的話，我都會直接跟主人說最近靈氣的能量吸收很不好，然後我會跟主人商討其他可以改善的方案，也會提供一些建議，儘可能用多個方向幫助個案。

在學習的路上，很多時候學生會擔心自己的手位做得不對。其實這無需擔心，因爲在施行靈氣的時候，病腺是一個很好的參考點。別想得太複雜，讓自己放鬆便可。有時我在施行靈氣的過程中，除了感應手心、手掌外，我偶爾也會將注意力放在手掌正在觸碰的身體部位。我發現這樣更能感覺到病腺，而且靈氣的吸收更爲明顯。

施行靈氣的過程中，有可能會發現病腺好像突然變得更嚴重。如最初開始時，感覺到手心的病腺有刺痲感（病腺的第三個層次），在進行一段時間後病腺變化成熱感（病腺的第二個層次），但在一段時間後病腺又再次到了刺痲感，這種情況也是常有。前面在介紹病腺的理論時有提過，處理病腺就像是一層一層剝洋蔥，病的形成並非一朝一夕，而是經年累月積在身體裡而成。所以施行靈氣時就好像是一層層地處理病腺，慢慢處理，病腺就會平復。所以我經常說處理病腺就好像學一門藝術一樣，要熟悉才熟練，要耐心才能繼續，要欣賞才會鑽研。

另外，進行靈氣療法的過程中你可能會遇到好轉反應。多年前有一位學生為她患有癲癇的狗狗施行靈氣，當她第一次為狗狗施行靈氣後，狗狗當晚便抽筋了，因為發作得非常頻繁，她急忙聯絡我。充分了解狗狗的情況後，就跟她說這是一個好轉反應，建議她每天持續幫狗狗傳送靈氣。隨著每天發作次數減少，第七天後就沒有再發作了。再連續替狗狗傳送兩天靈氣之後，便停止改為觀察。幾個月後她跟我說，在那次好轉反應之後，相隔了差不多三個多月才再次發作，相比之前每月發作明顯有所改善。

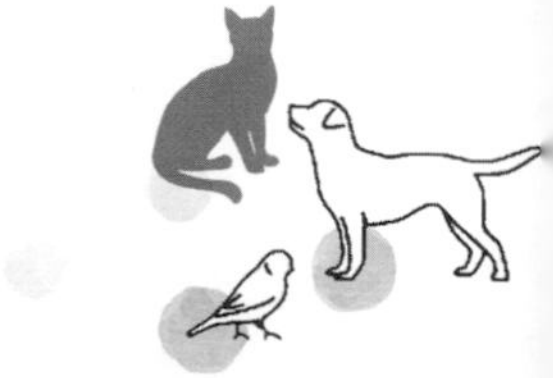

好轉反應並不一定會很強烈，不一定像剛才的例子。然而當好轉反應發生時，請繼續施行靈氣。就好比之前的比喻，河床裡翻起的污泥，待污泥處理完後，河床會更加清澈。作爲施行靈氣的人遇到這些情況請勿慌亂，因爲主人或家人一定也會不知所措，若能清楚解釋，才不會產生更多混亂的情況。

當正式開始進行靈氣療法，動物不能像人一樣在接受靈氣的過程後給予回應，所以爲動物進行靈氣療法時，需要比平常更留意手感變化。也需要主人仔細留意動物的變化與反應，並讓你知道過程中及過程後的情況，這樣才能更了解動物的需要，在手位方面也能調整。由於可以觀察到變化，主人或家人也會更了解靈氣療法，了解得愈多，他們對療效會變得愈有信心，對個案的幫助自然能提升。

曾經有一個貓貓個案，肝臟很不好，還有關節退化的問題，主人透過朋友的介紹請我替貓貓施行靈氣。主人細心記錄牠的變化，其中最讓她感到有幫助的是，貓貓本身的飲水量和進食量一直都不足夠，由於她有記錄貓貓每天飲水和進食量的習慣，所以在療法完成後，她發現貓貓兩者都有提升，這讓她更積極調整不同的方式，希望動物可以達到更舒適的狀況。

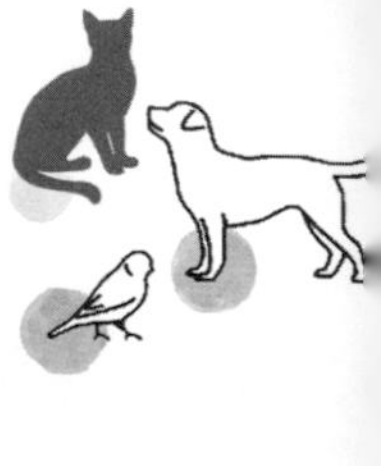

初次為動物使用靈氣的重點

雖然大部分的動物都很享受靈氣療法，不過也有少部分動物在最初接觸靈氣時感到不習慣。雙手放到動物身上，動物可能覺得你按著牠的身體而感到不自在，很快便會走開。因此對於初次爲動物使用靈氣的主人，通常我會建議他們先試試在動物休息的時候，在腎臟施行靈氣。

這個做法有幾個好處：

第一，腎臟是一個很好的保健位置，腎臟爲身體處理毒素、排走癈物，是一個很重要的器官。就算動物沒有什麼疾病，都可以在腎臟多做靈氣來保健，保持腎臟良好狀態。

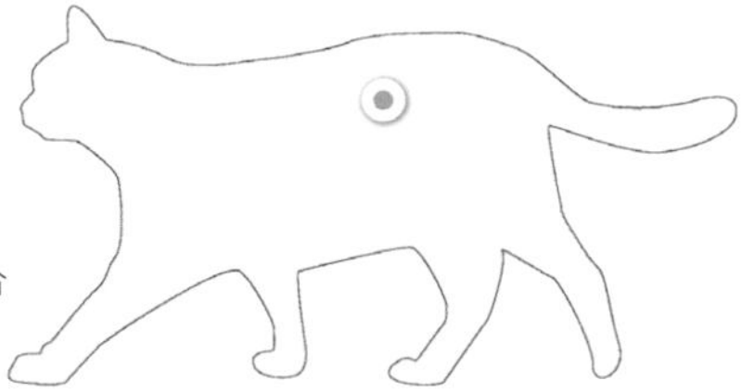

圖片位置只供參考，需配合動物的實際體型。

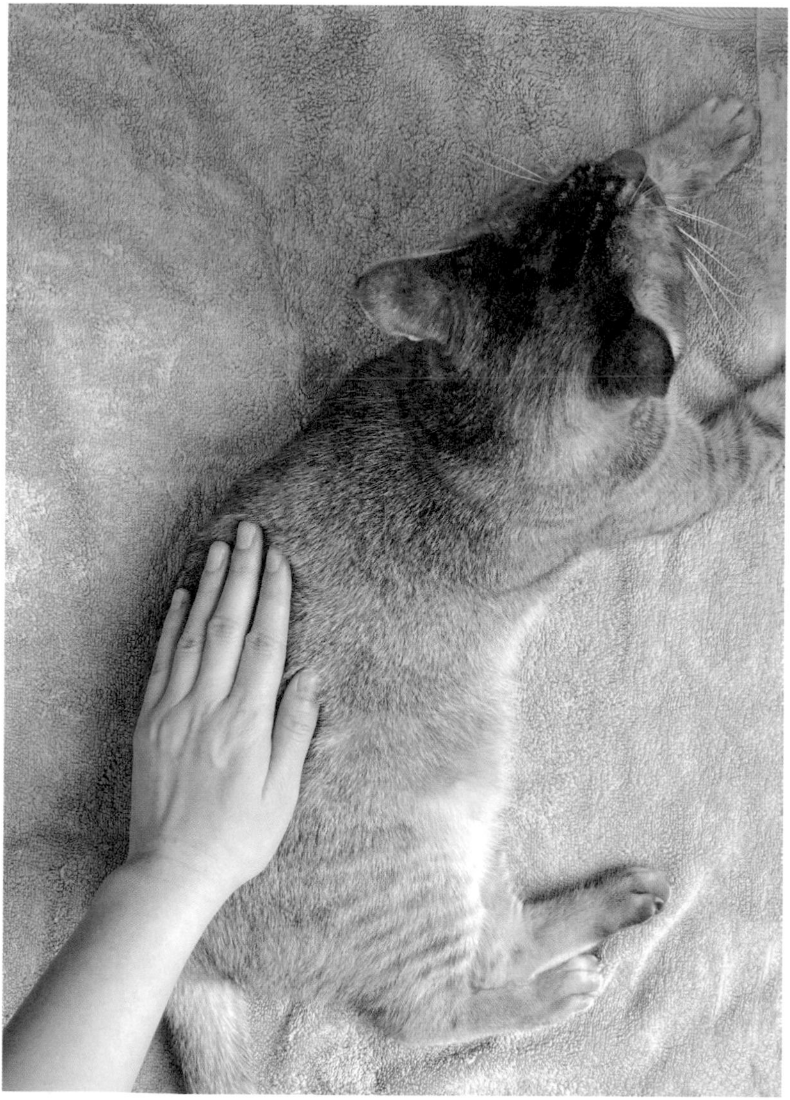

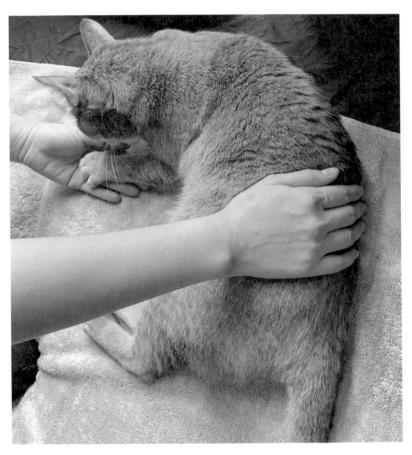

一邊單手傳送靈氣，另一隻手輕撫牠，可以讓牠倍感舒適。

第二，這個位置也有助動物得到更好的休息，腎臟位置吸收靈氣後，動物會睡得更安穩。我替自家貓貓在腎臟位置施行靈氣一段時間後，牠會睡得很深沉，四肢放鬆，也會很快打呼。

第三，這是一個非常溫和，讓動物習慣你替牠進行靈氣的位置，當動物習慣之後，會愈來愈接受你的手放在身體的其他部位。

腎臟可對治的疾病舉例：腎衰竭、腎臟病、心臟病、與血液有關的疾病、泌尿系統疾病、傳染性腸炎及其他病毒、腹膜炎、年老乏力、保健等。

如果你的動物非常敏感，當你雙手放在牠的身體上會讓牠容易感到緊張與壓力，我們可以不用雙手，先改用單手施行靈氣，然後另一隻手輕輕撫摸牠。這樣既能讓動物感到安心，也能促進牠的舒適度。

某些學生試過上述的方式後表示，當他們開始將手定定地放在動物的身上時，

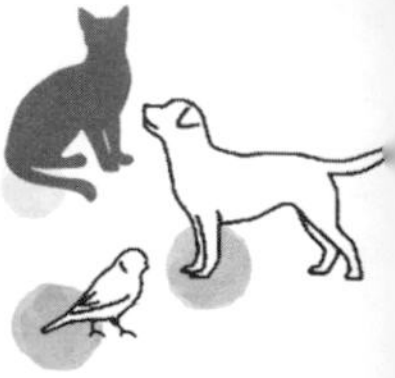

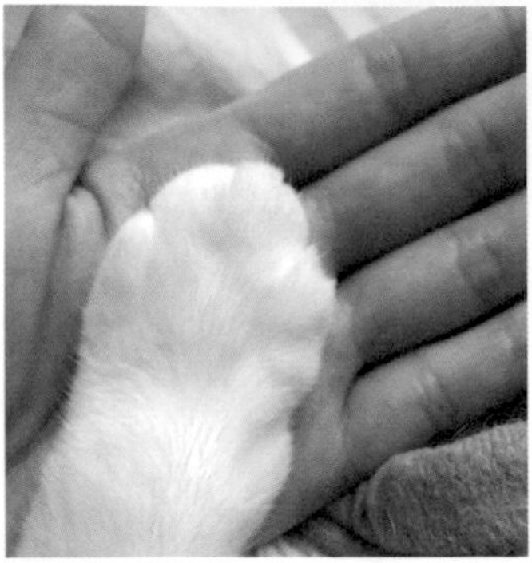

由於從未接受過靈氣能量，動物便露出：你在幹嘛的表情，連帶我的學生也緊張起來，懷疑自己能否好好地進行靈氣。這時你也可以試著將你的掌心對著動物的掌心，慢慢發放靈氣，讓動物吸收與習慣。

除此之外，你也可以感覺雙手手掌充滿靈氣後爲動物按摩，這個方法對容易緊張的動物特別有效，靈氣撫摸的手法能令動物變得平靜和愉快。我有一位學生，她學習直傳靈氣的原因是因爲她的貓貓患上了慢性肺部纖維化。當她替貓貓施行靈氣的時候，通常都可以在肺部施行靈氣一陣子，然後便會走開。那時她會改爲用她充滿靈氣的手爲貓貓按摩，而貓貓會表現出很喜歡的反應，情緒也很安定。後來當她學習遠隔治療後，便會按摩和遠隔治療交互使用，正好促進飼主與寵物的感情和互動呢！

我有一隻貓貓也非常喜歡我使用靈氣的雙手撫摸牠，爲牠按摩。每次牠都會很開心、興奮，透過這個手法，能明顯感覺到牠的肌肉變得更有彈性，而且皮毛更加順滑。大家也可以參考下圖試試看，請先感受充滿靈氣的手，在動物的後頸由上而下輕掃。這也是一個不錯的按摩手法，既能感覺牠的肌肉與皮毛狀態，且也有助整條脊骨健康。對於背部長有骨刺的動物，這種方式也可以舒緩牠的痛楚。

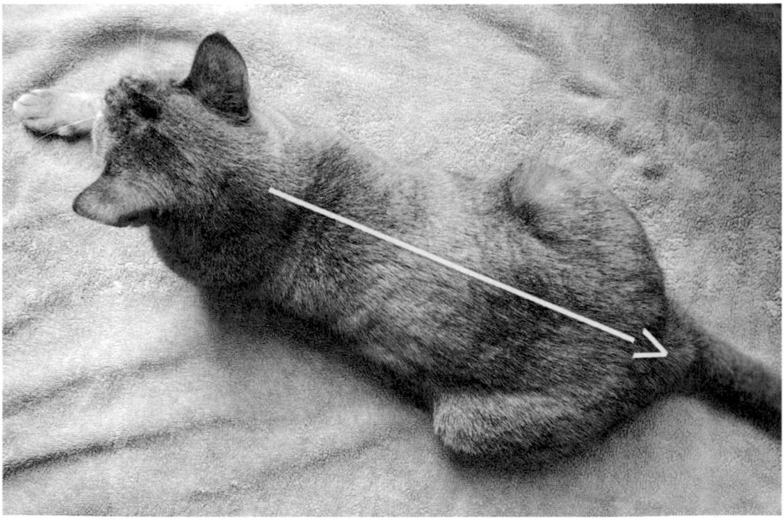

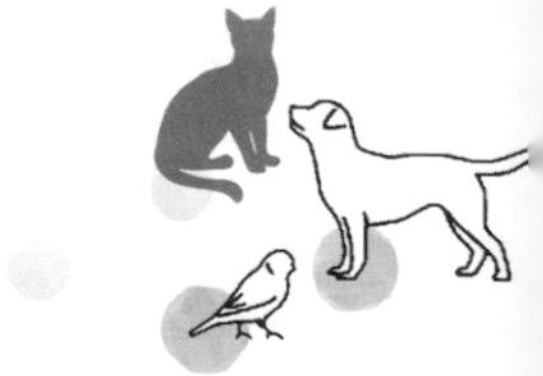

最後，你也可以多留意你與動物互動的最好時機，去決定施行靈氣的時間。我有一隻貓貓很喜歡在我剛睡醒還在賴床時跳到我的身上，牠會坐在我的肚子上一直看著我，這時我會用雙手放在牠身上施行靈氣。我的另一隻貓則最喜歡在我上廁所的時間跑到我的大腿上，彷彿全身癱瘓地放軟身體躺下。如果不善用這個時間替他靈氣一會兒，我還真覺得對不起牠呢！

動物接受靈氣後的普遍反應

一般來說，動物在接受靈氣後會休息，這是一個很好的反應。配合身體的放鬆與休息，代表牠的身體正在吸收靈氣。每當我施行靈氣，我都會跟主人說：如果牠在睡覺，就讓牠休息好了，身體需要

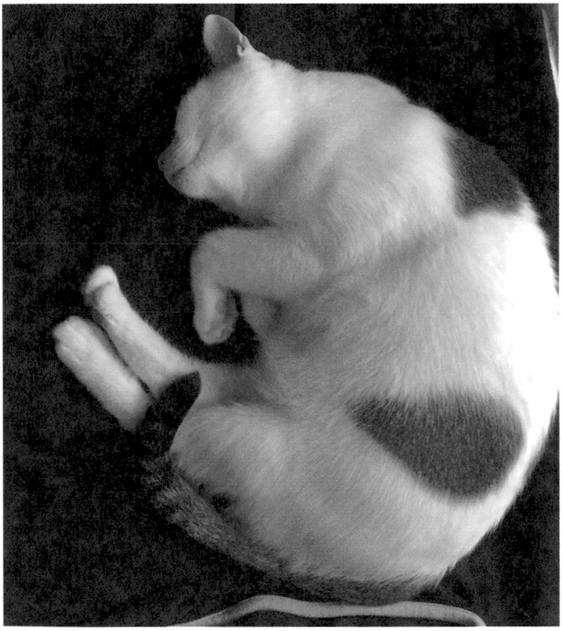

身體是充滿智慧的，能量會流通到牠需要的地方。如你的動物接受靈氣後在睡覺的話，請讓牠好好休息！

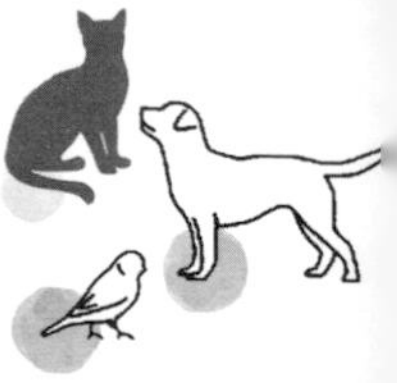

進行自我修復，靈氣會配合牠身體所需慢慢被吸收。所以有些動物生病的主人，會在當天完成日常照料、餵藥、餵食後，再通知我可以開始施行靈氣。

另外一個常見的情況是，當動物接受靈氣後發生排毒作用，排便可能會變多，也可能特別會喝水，特別是因爲肝臟、胰臟、腎臟等內臟問題、糖尿病問題而進行靈氣療法的個案。我其中一位客戶的狗狗因爲年老及肝臟問題而接受靈氣療法，在第一次靈氣療法後，狗狗當晚便多次排尿。起初主人並不相信這個排毒作用的理論，而且覺得很煩惱。後來她開始跟沒有進行靈氣療法的晚上作對比，才發現眞的有區別。

有一位學生請我爲她年老及有糖尿病問題的貓貓施行靈氣，每次完成後，貓貓也會明顯比之前喝更多水。她刻意用容器記下份量，多喝幾毫升的水都能知道。後來她學習靈氣後開始自己替貓貓施行靈氣，某天她很興奮的跟我說：療效很好！她說她一直怕自己學不會，也不知道初學者是否眞的能發揮效用，結果從喝水量的比照下，發現自己也能好好使用靈氣！其實靈氣眞的是簡單、易學和容易使用的一種能量療法，所以不用擔心太多，盡自己所學就好了。

也有主人發現動物在接受靈氣療法後胃口有明顯改善，又或是飲食的口味有所不同，以上種種反應都是動物的身體在進行自我調節。身體是一整個系統，會補充身體所需，幫助排走毒素。這方面人類跟動物是沒有區別的，大家的身體充滿著智慧，所以遇到這些情況並不需要擔心太多，一般都是身體在自我整理的過程。

有些生病的動物在接受靈氣後，情緒與精神狀態會有分別。因爲身體的疼痛，所以心情、情緒也因此受到影響。當接受靈氣療法後，身體比之前更放鬆與舒適，疼痛感可能得到舒緩，因此精神與眼神會變得比之前自在，心情也會變好。我有一位客戶的貓貓因爲腸胃長期不適而終日愁眉不展，起初腸胃問題在靈氣之後未有明

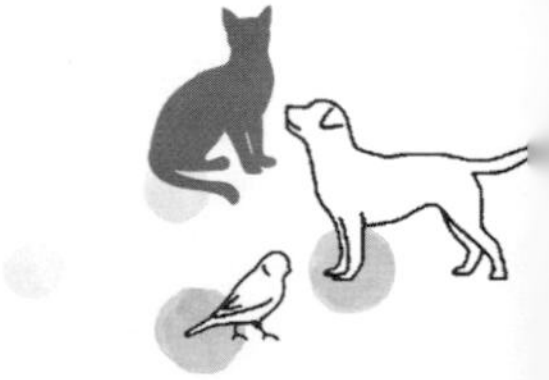

顯改善。不過主人覺得靈氣有發揮作用，因爲她觀察到便便狀態是有變化的，而且精神也好很多。而貓貓隨著肚子得到改善，心情也開始變得比之前放鬆。另外一個個案中，一隻狗狗因爲從小到大一起生活的夥伴離世了，開始出現情緒問題，不斷悲鳴，甚至傷害自己的身體，形成惡性循環，變得比以前更加不安、不開心。經過數次的靈氣療法加上主人的努力照顧後，狗狗不但沒有再傷害自己的身體，悲鳴的情況減少了，心情也漸漸開朗起來。

另外也有一種情況，不過比較少遇到。某些動物在接受靈氣後變得很開心、興奮，甚至跑來跑去，變得非常活躍。某一位客戶的貓貓平日最愛午睡，但在施行靈氣之後，一直在家裡跑來跑去，一整個下午都在跳高跳低，到了傍晚才停下來。我家裡其中一隻貓貓，每次開始施行靈氣不久也會變得很開心，一直在打呼嚕，還會想替我清潔理毛。因爲貓貓的舌頭帶刺，即使我覺得很痛，牠也樂在其中。

以下的案例是我自己所飼養的貓貓——豹豹，牠是一隻十六歲的摺耳貓，牠總喜歡跟我一起睡。由於他多年來都身強體健，所以我沒有常爲牠施行靈氣。平常利用牠跟我睡覺時略爲施行靈氣而已，看到牠睡成這個樣子連我也很享受，由於牠日漸年長，我也讓牠服用少量的健康補助品。

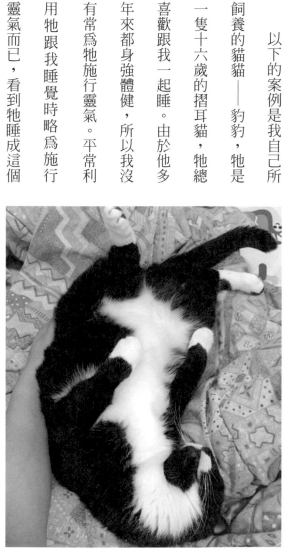

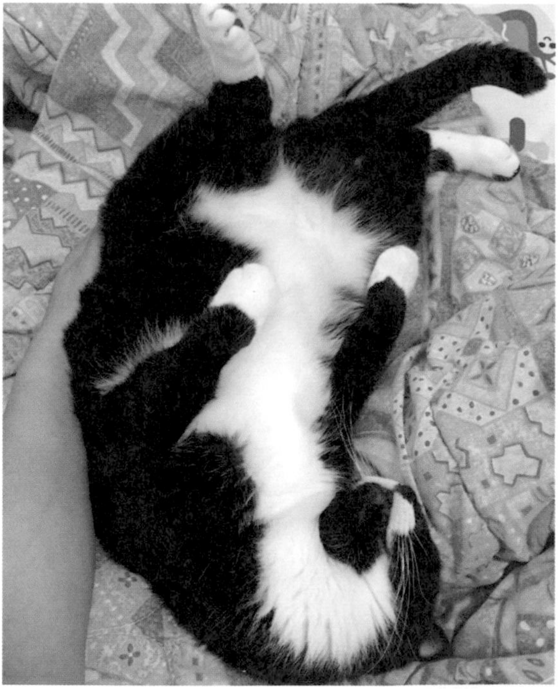

二〇一九年的十月，由於他的喝水量持續變多，我便帶牠到獸醫診所作身體檢查。驗血報告的數據顯示，牠的腎指數雖然還是在正常範圍內，不過也快超標了，

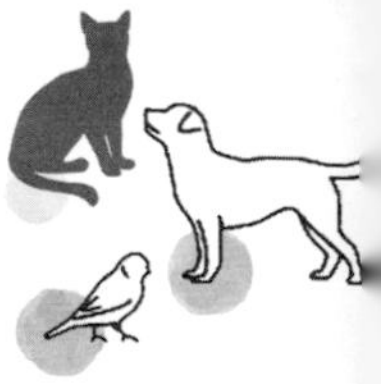

某些獸醫師也會按此數據定義爲早期或二期腎衰竭，因此我便每星期持續幫牠進行正規的靈氣療法，一星期約一到兩次，每次大概一個小時。到了二〇二〇年的七月，牠的關節也出現問題，我便帶牠看醫生順便驗血，後來在二〇二一年的一月也有再度驗血。大家可以參考左圖，雖然只是每個星期大約一次左右的靈氣療癒，但腎臟指數在每次的驗血報告裡都有輕微往下掉，總算是發揮維持穩定狀態的作用，希望從數據中可以讓大家了解靈氣的幫助。

很多人都認爲靈氣療法並不科學，我也的確無法用科學的角度解釋靈氣，不過從實際的驗血報告可以作爲一種參考，透過靈氣療法及適量的補助品，即使年紀漸長，也可以見到進步，我相信對於很多年老或重病動物的主人來說，也是一種非常正面的資訊。我現在對豹豹也是維持每星期一到兩次，每次約一個小時的靈氣療法，主要是針對腎臟、免疫系統及關節來進行。

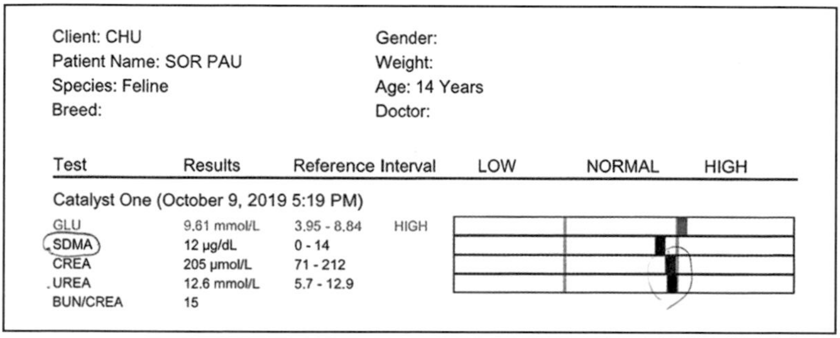

Client: CHU　　Gender:
Patient Name: SOR PAU　　Weight:
Species: Feline　　Age: 14 Years
Breed:　　Doctor:

Test	Results	Reference Interval	LOW NORMAL HIGH
Catalyst One (October 9, 2019 5:19 PM)			
GLU	9.61 mmol/L	3.95 - 8.84	HIGH
SDMA	12 μg/dL	0 - 14	
CREA	205 μmol/L	71 - 212	
UREA	12.6 mmol/L	5.7 - 12.9	
BUN/CREA	15		

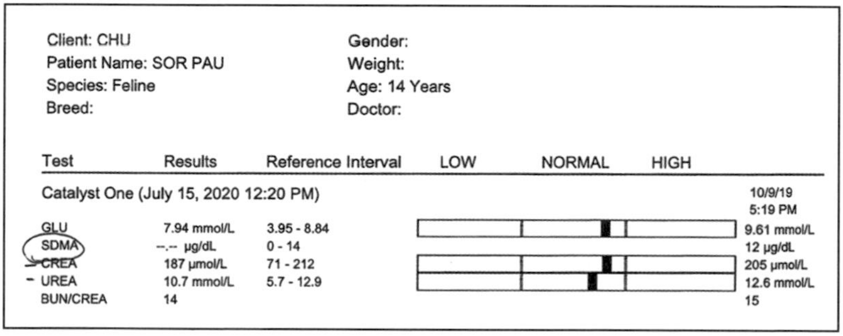

Client: CHU　　Gender:
Patient Name: SOR PAU　　Weight:
Species: Feline　　Age: 14 Years
Breed:　　Doctor:

Test	Results	Reference Interval	LOW NORMAL HIGH	10/9/19 5:19 PM
Catalyst One (July 15, 2020 12:20 PM)				
GLU	7.94 mmol/L	3.95 - 8.84		9.61 mmol/L
SDMA	--.-- μg/dL	0 - 14		12 μg/dL
CREA	187 μmol/L	71 - 212		205 μmol/L
UREA	10.7 mmol/L	5.7 - 12.9		12.6 mmol/L
BUN/CREA	14			15

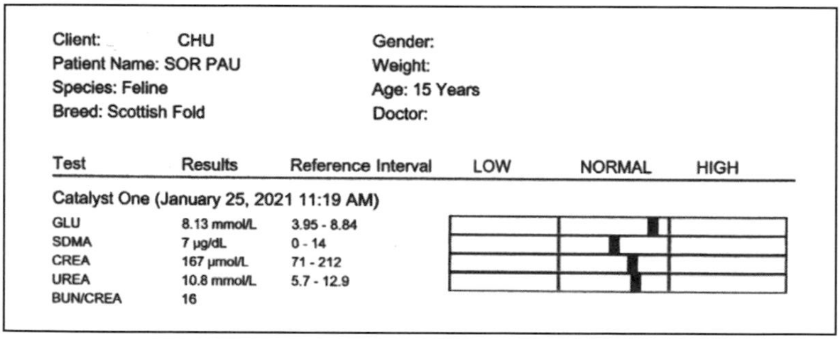

Client: CHU　　Gender:
Patient Name: SOR PAU　　Weight:
Species: Feline　　Age: 15 Years
Breed: Scottish Fold　　Doctor:

Test	Results	Reference Interval	LOW NORMAL HIGH
Catalyst One (January 25, 2021 11:19 AM)			
GLU	8.13 mmol/L	3.95 - 8.84	
SDMA	7 μg/dL	0 - 14	
CREA	167 μmol/L	71 - 212	
UREA	10.8 mmol/L	5.7 - 12.9	
BUN/CREA	16		

在驗血報告裡，可以反映腎功能的指數名為 CREA（肝酸酐）、UREA（尿素）、BUN（尿素氮）及檢驗是否患有早期腎衰竭的指數 SDMA（二甲基精氨酸）。2020 年就診當日未能提供 SDMA 指數，因診所表示當日那部機器需安排維修。

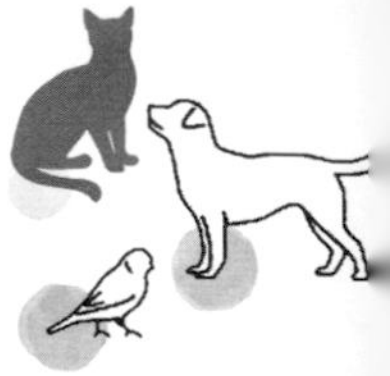

偶爾身邊有學生學習靈氣後沒有多加使用，甚至因爲身邊人的不理解而產生懷疑。希望這個小故事能鼓勵大家多應用，幫助身邊有需要的人和動物。這是一本介紹靈氣療法的書，雖然閱讀後你未必一定要學習靈氣，但請讓自己多個機會了解不同的能量療法，日後學習一些自己喜歡的，讓自己在需要時可以應用。我明白一些主人對於動物患上腎臟病或其他需要長期治理的疾病會感到氣餒，但是如果連我們自己都不打起精神，那怎能幫助正在受疾病之苦的動物呢？

靈氣是一種溫和的療法，可能非常嚴重的病症未必能即時見到明顯效果，畢竟當器官開始衰壞之後，的確是難以恢復到最初完好無病的階段。但在過程中如能見到接受靈氣的對象變得舒服自在，又或是能舒緩病症繼而轉好，發現自己的雙手能夠有所幫助，不是很好嗎？靈氣雖然不是全能的靈丹妙藥，世上萬事萬物，總有局限，但我相信在各項治理得宜的配合下，是可以減輕與舒緩病情的。

動物靈氣的手位

無論替人或動物施行靈氣，方法沒有很大的差別，不過當我在爲動物進行靈氣療法，會特別注重某些位置，因此想在這裡跟大家分享。因爲在腎臟施行靈氣的好處已經詳細介紹過了，所以在這邊先略過。

我明白一些手位對飼主可能有點困難，但還是請儘量貼近位置，就像之前提到爲自己在膊頭位置施行靈氣一樣，用一點意念引導靈氣也是無妨，難以處理的位置也可以使用遠隔的方式。爲了能讓自己學習更多，不妨去了解更多有關動物身體結構的資訊。無論是書本還是網路，現在也能找到不少資訊。

一般來說，貓、狗、兔子等較大型的動物手位是相似的。視品種，對於體型較

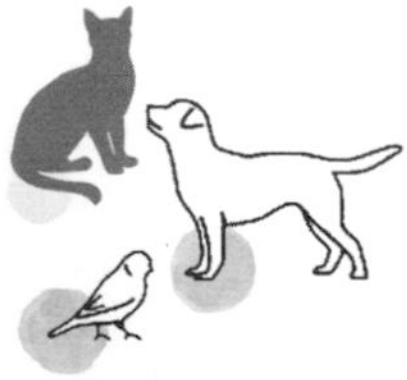

小的動物如某些龜類、鳥類、鼠類及其他爬蟲類等，就不太需要擔心手位問題，因爲你的手基本上已覆蓋了牠的整個身體，只需要傳送靈氣的時候注意要傳送到身體哪個部位即可。

小型動物可能比較膽小，你也可以用牠常用的小毛巾包住牠，再放到舒適的位置上開始進行靈氣療法。當然也可以放在你的大腿上，最重要是讓動物感到安心，對整個靈氣施行過程會有正面的幫助。

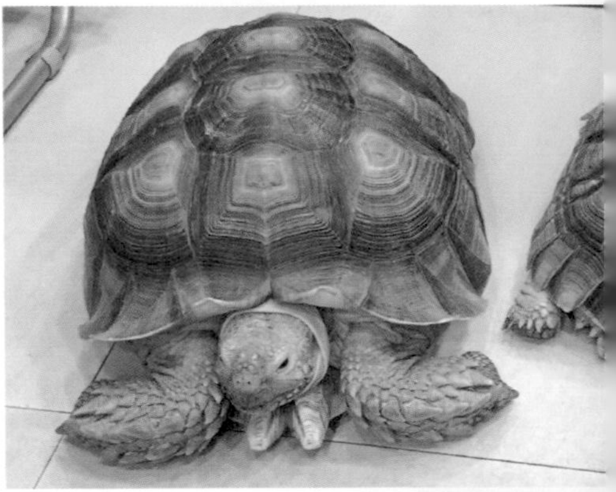

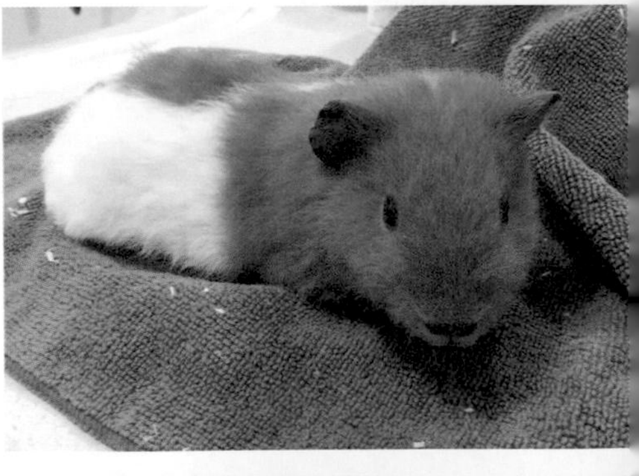

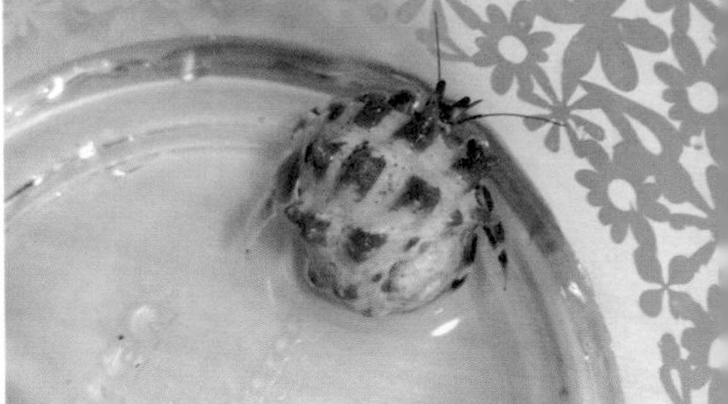

遇到水中生活的動物，如魚類或小寄居蟹等，建議使用遠隔的方式，因爲並不存在手位使用的問題。

筆者曾經探訪店舖寄養的狗狗（左圖），並爲牠施行靈氣。也曾爲被虐和遺棄的狗狗傳送靈氣，那隻狗狗因爲心理陰影的關係，有多次突然咬人的記錄。所以爲不熟悉的動物進行靈氣療法前，請確認動物是否在陌生人前會有異常行爲，如有需

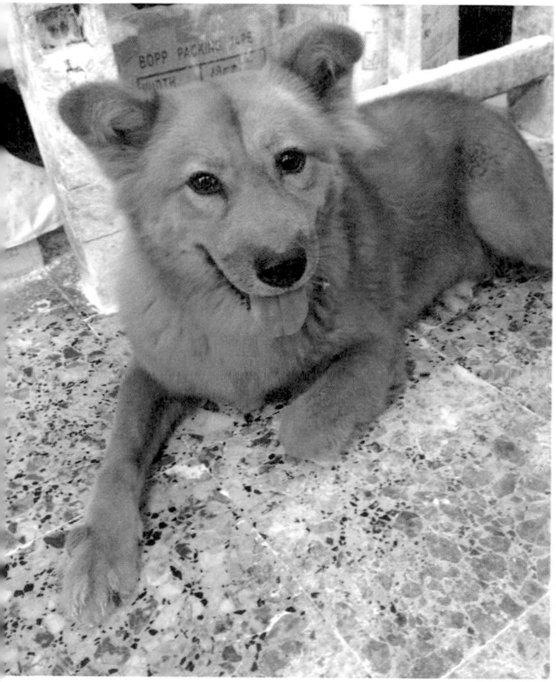

為不熟悉的動物進行靈氣療法前，請確認動物是否在陌生人前會有異常行為，如有需要的話可能要先準備口罩。

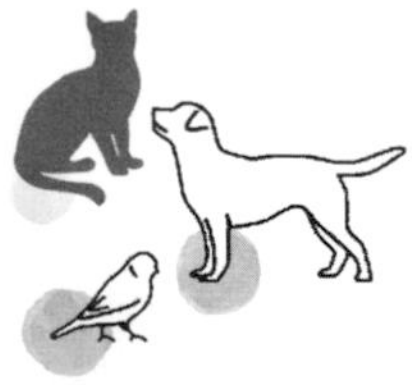

要的話可能要先準備口罩。這不單單是因為施行者是否會受傷的問題，而是在目前社會保護人類的規例下，狗狗咬傷及攻擊人類可能會被相關機構帶走。為避免連累到動物，請在不熟悉的動物前多加注意，以免好心變成了壞事。

由於在直傳靈氣的使用上，病腺的概念是極為重要的。所以當面對面為個案施行靈氣時，必須要能夠將手放在個案身上，因此不建議將動物放在籠內保持少許距離傳送靈氣。如遇脾氣比較暴躁、難以安定甚至難以接近的動物，可以使用遠隔的方式。

心臟

心臟是動物常會有毛病的部位，而且對整個循環系統很重要，血壓、心血管等等的健康都與心臟有關，所以即使是平時健康的動物也可以多在心臟施行靈氣作保健之用。

動物常見的疾病之一就是腎衰竭，我接觸很多動物個案都有腎臟的疾病。如果是腎衰竭初期，理所當然要專注在腎臟相關位置。但如果到了中期或後期，除了腎臟以外，我也會特別在心臟施行靈氣。這是因爲腎衰竭到了一定程度之後，就容易對心臟造成負擔，因此我也會注重心臟的位置，減緩狀況變壞的速度。其實心臟與腎臟是有密切的關係，很多有心臟問題的個案有較高風險患有腎病，同樣地，因腎病而引發心臟問題的風險與比例也存在。無論對人與動物都可以這樣理解，兩者是一組互有關連的器官。

除了腎臟疾病之外，在肺部與情緒上發生問題時，也應該對心臟進行靈氣療法。

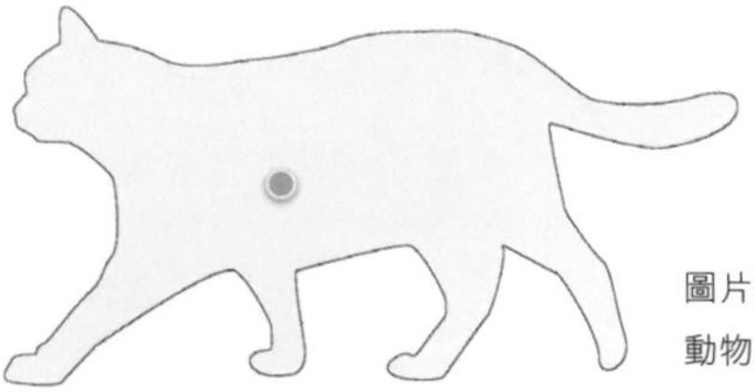

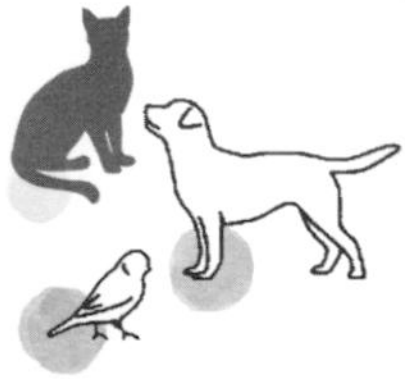

圖片位置只供參考，需配合
動物的實際體型。

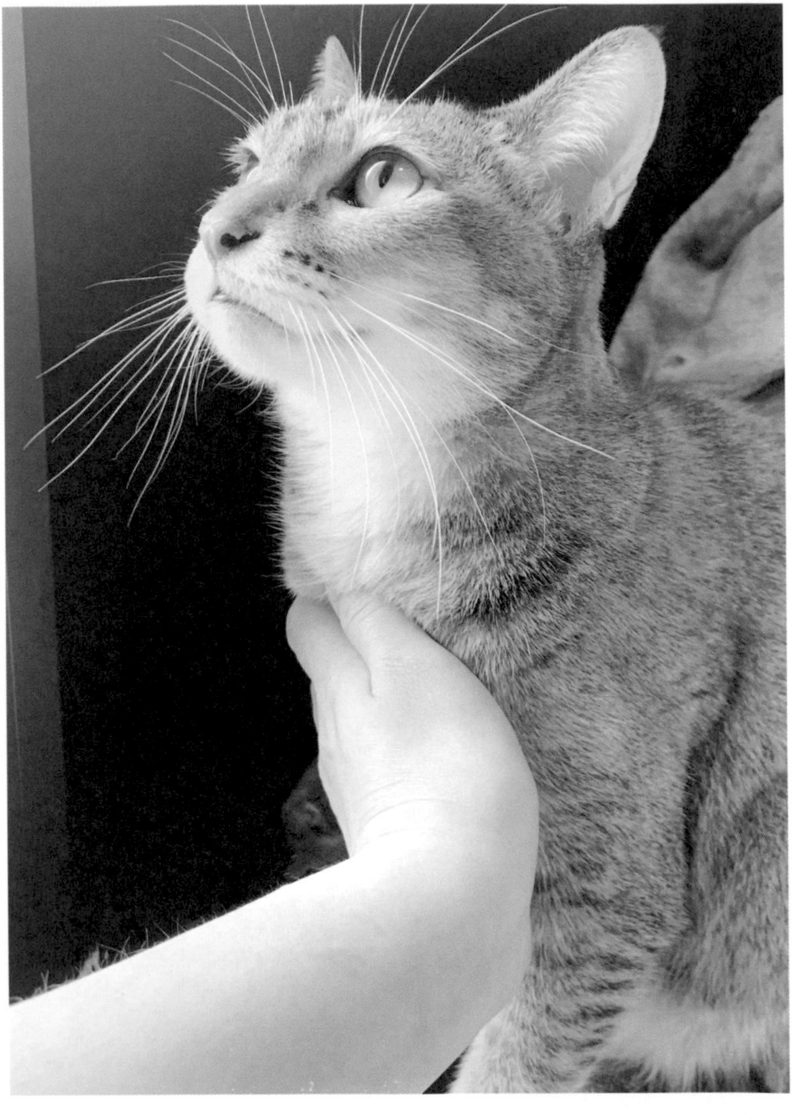

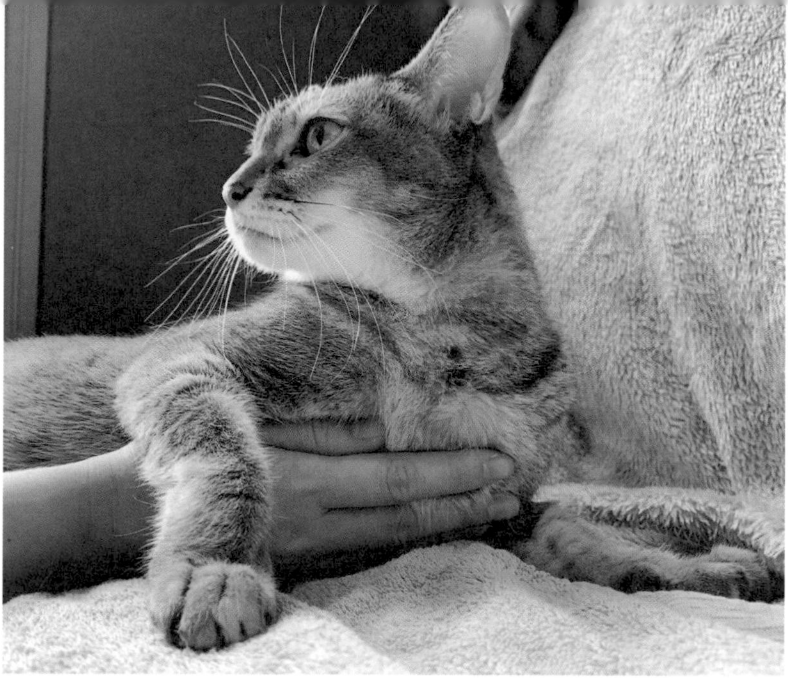

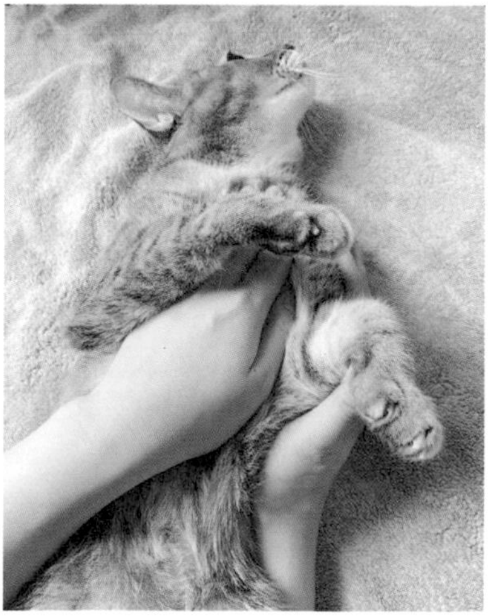

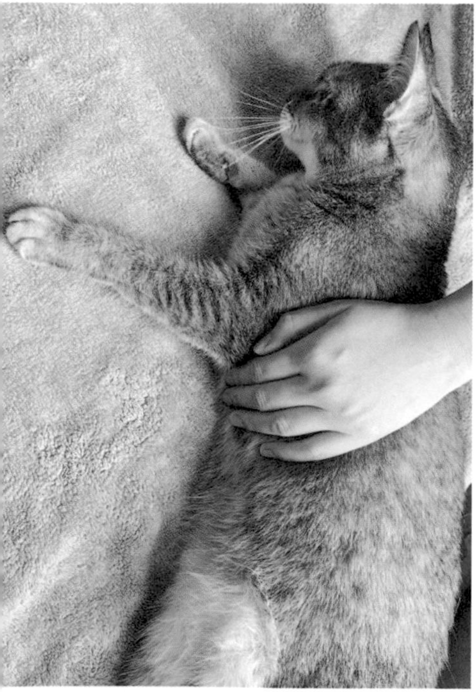

雖然此四張圖片都是對應心臟的手位，不過實際上如要長時間保持這個手位，可能有一定難度，待動物側身時可能更容易施行靈氣。

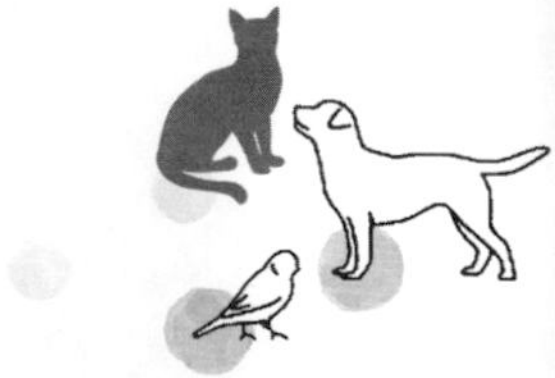

心臟可對治的疾病：腎衰竭、腎臟毛病、心臟病、與血液有關的疾病、呼吸系統疾病、肺部問題、情緒問題、過度緊張、保健等。

喉部及胃部

相信很多主人在動物生病時，都會注意到動物的食慾日漸下降。狗狗本身可以進食的食物種類較多，所以食慾不振時，仍可以嘗試別種食物鼓勵進食。不過貓貓本身可進食的種類相對少一點，所以當貓貓的胃口一下降，能增加食量的機率也更低。不過無論什麼種類的動物，遇到生病而食慾不振都會令人擔心，因此我在施行靈氣的過程中，會分配時間一隻手放在喉部，另一隻手放在胃部。這個做法有助於促進動物的食慾，也有益於消化及吸收，通常主人會發現動物的食慾在靈氣施行

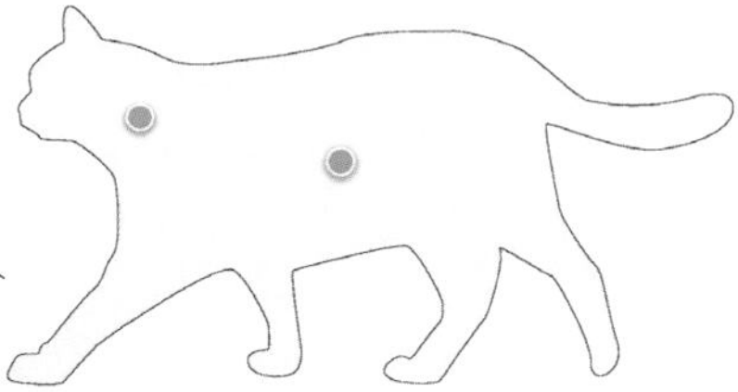

圖片位置只供參考，需配合動物的實際體型。

後有些改善。期間我也會建議主人針對動物的情況改變食物的類型，例如體弱的動物可能需要考慮流質食物，除了餵食較容易，也有助吸引動物進食，並安排少量多餐。在進行靈氣的日子裡我們應該與主人保持溝通，從日常生活配合改善才可以相得益彰。

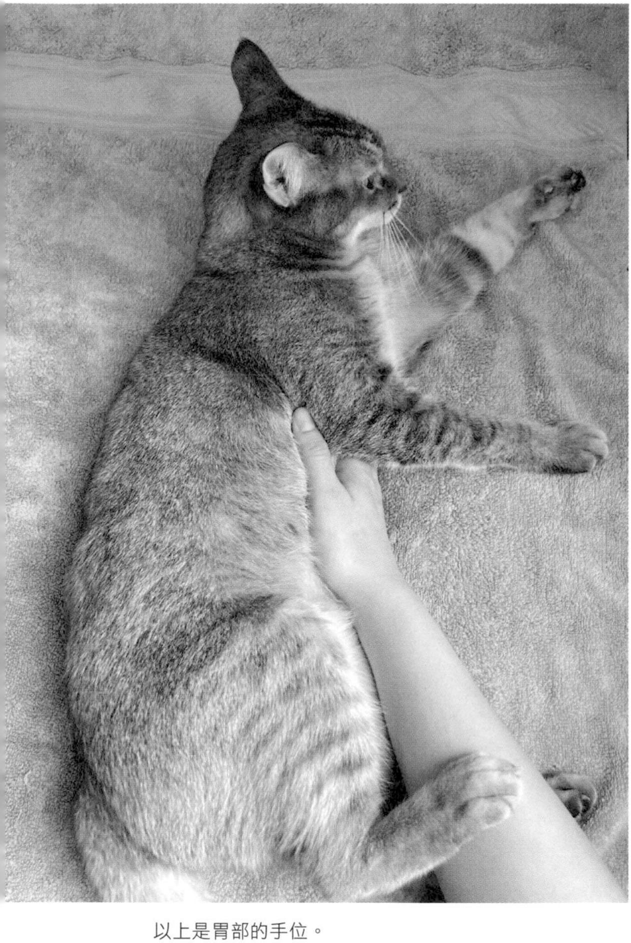

以上是胃部的手位。

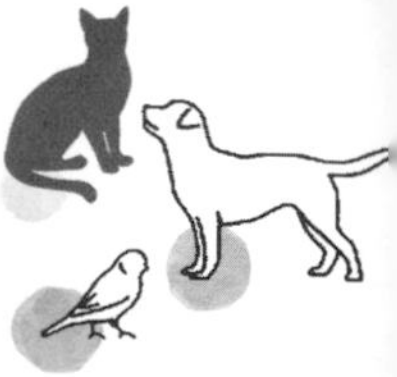

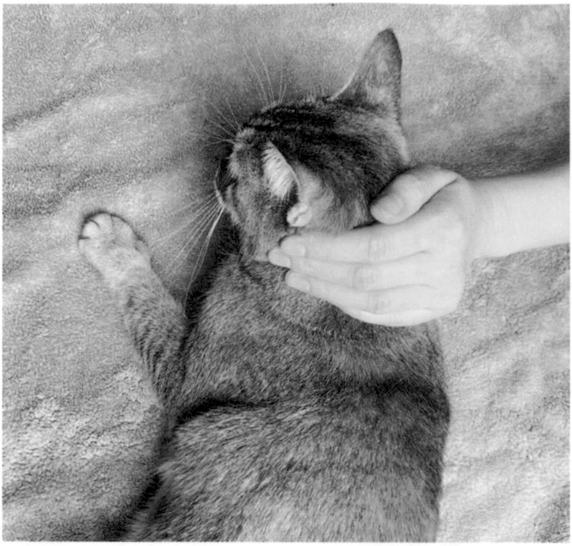

左、下兩圖都是喉嚨的手位，
但要維持下圖手位一段時間進
行靈氣療法應該會有點困難。

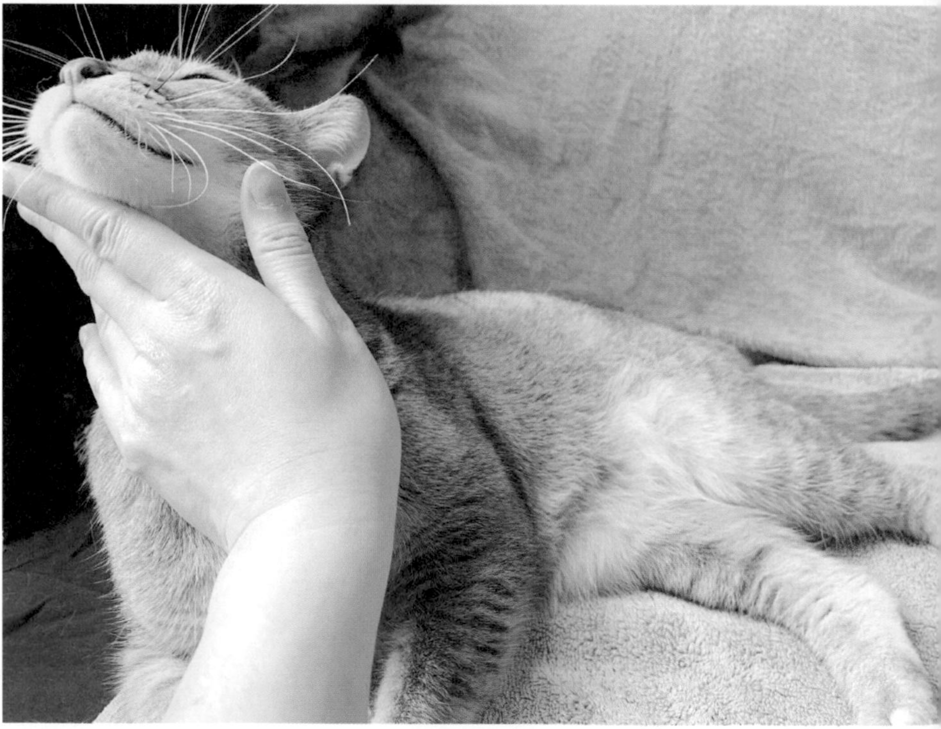

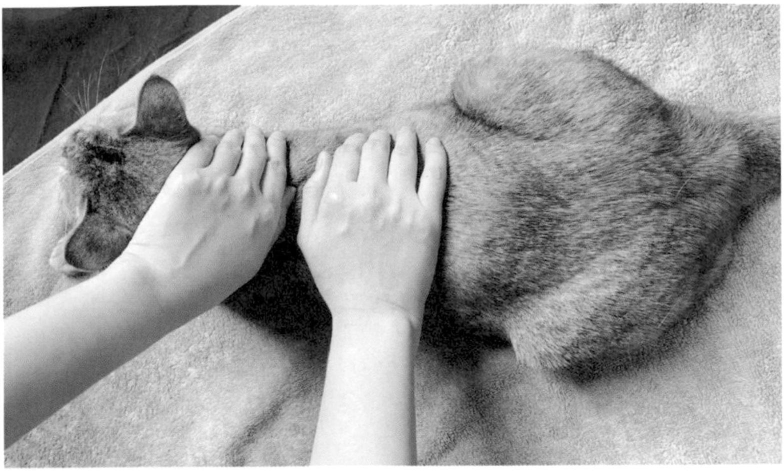

如果同時進行喉跟胃部的手位，可用側身的手位進行。另外大家也可以參照上圖，按在動物的背部對應喉嚨及胃部的地方。

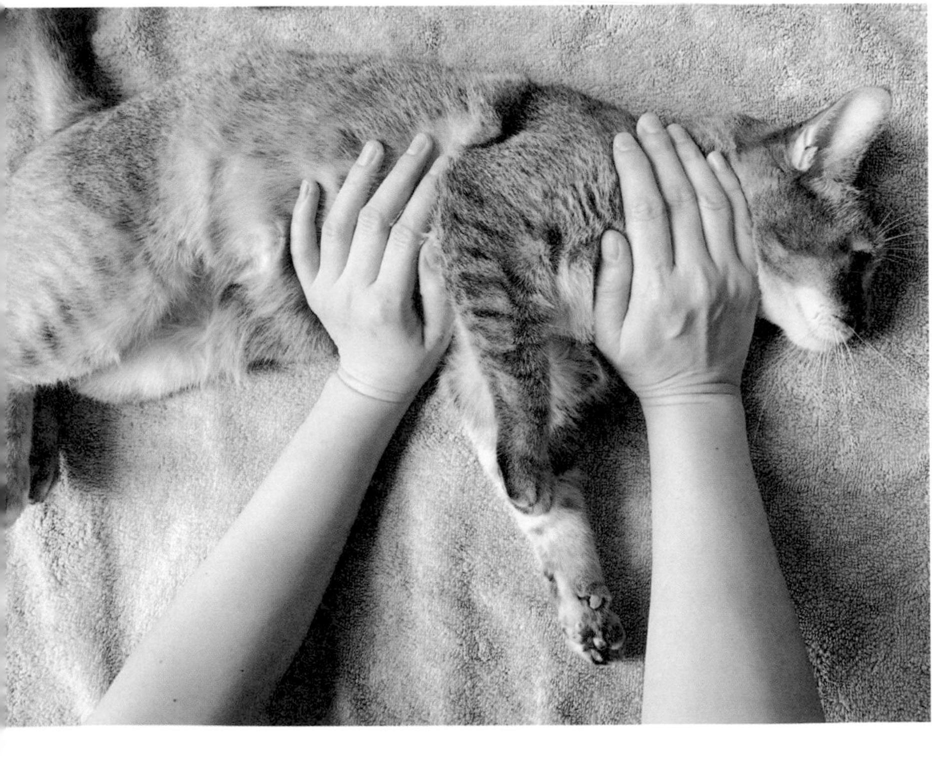

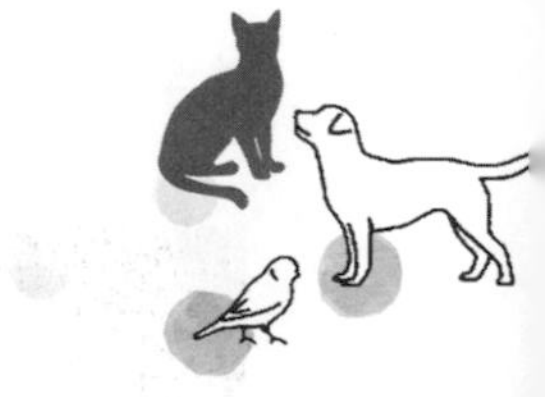

喉部可對治的疾病：與口腔有關的毛病、咳嗽、哮喘、腹膜炎、傳染性腸炎及其他病毒、改善食慾、極度咆哮等。

胃部可對治的疾病：胃病、與腸胃有關的疾病、肝臟問題、胰臟問題、腹膜炎、改善免疫系統、促進營養吸收、傳染性腸炎及其他病毒、情緒及壓力問題、保健等。

值得一提的是，動物有時會因爲總總原因而情緒不安、恐懼或憤怒。在靈氣方面可以嘗試在心臟和胃部施行靈氣，這個手位可以平衡舒緩動物的情緒，釋放不安及憤怒。通常對於有較大情緒波動、較爲膽小的動物、在動物外出看醫生後，我都會特別處理這個部位，幫助牠感到放鬆和安心。

近年我也常遇到有情緒問題的動物靈氣個案，比較多是焦慮和抑鬱，其中有一個令我印象深刻的貓貓個案。牠因爲過分焦慮而終日難以放鬆睡眠，通常睡一下便

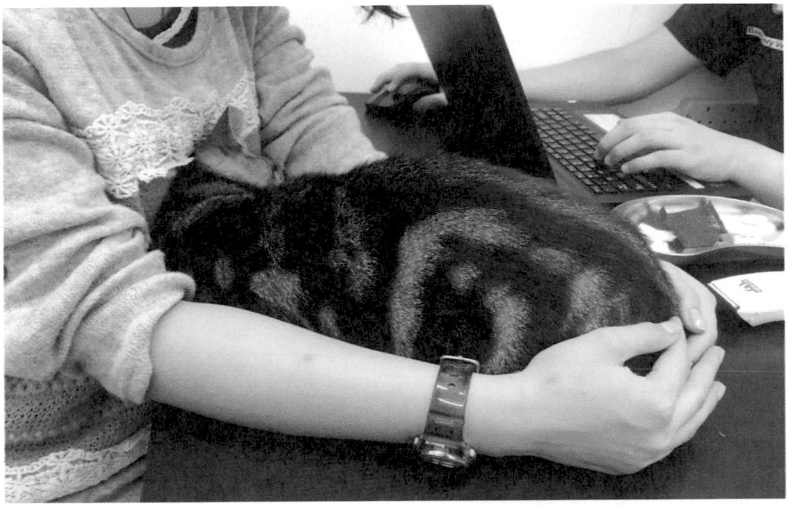

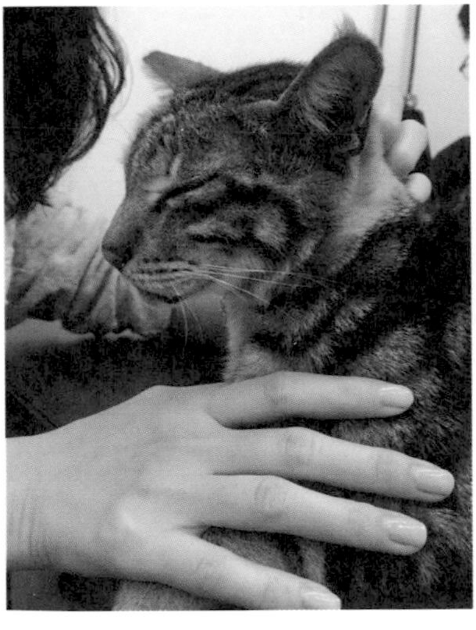

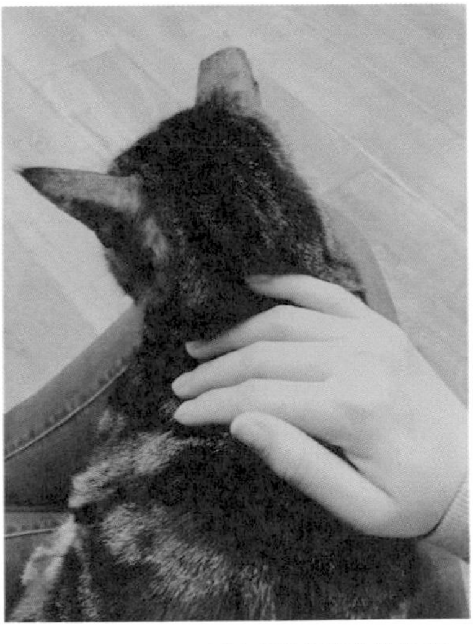

動物在診所也會面對一定壓力與緊張，主人如果懂得靈氣療法，可以在候診期間為牠施行，減低緊張。在醫生助護檢查時，也能減低被陌生人觸碰所帶來的壓力。

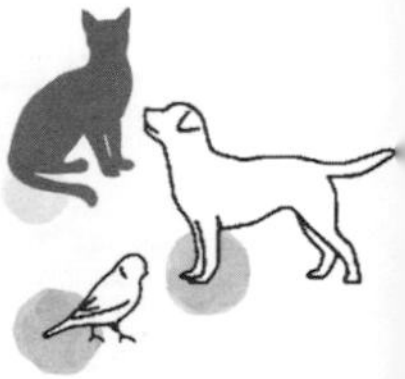

會醒過來，而且常常都是淺眠狀態。主人告訴我牠平日下午都會小睡一會，那我就跟主人約定下午時段開始爲貓貓進行遠隔方式的靈氣療法。

當我通知主人要開始時，主人說牠正在陽台曬太陽。大概開始十分鐘之後，主人說牠睡著了，一直到完成整個靈氣的時間裡，牠都在睡覺。可是到了晚上的時候，問題來了，主人聯絡我說牠還在睡，已經好幾個小時了，牠從未休息過這麼長的時間，我跟主人解釋有關靈氣的作用後，請她先不要太擔心，第二天一定要跟我告知貓貓的狀況。

到了第二天，她聯絡我說貓貓一直睡到深夜，醒來進食後又再休息。第二天早上就主動找人陪牠玩，心情明顯看起來輕鬆許多，眞是太好了！

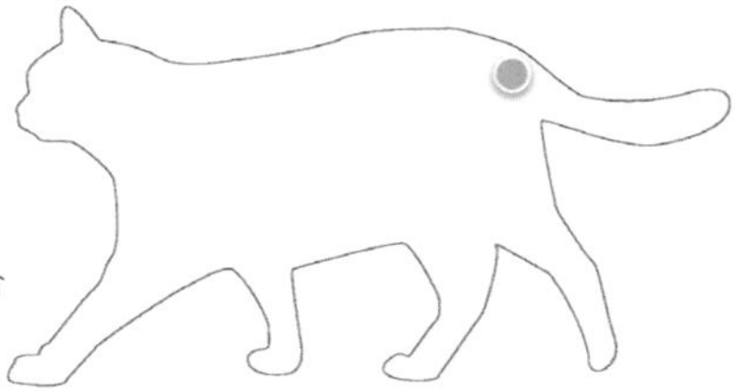

圖片位置只供參考，需配合動物的實際體型。

尾椎

關節退化、後肢無力也是動物靈氣上特別常見的問題，隨著動物年齡漸長，遇到這個狀況的機率也很高，這時我會在尾椎施行靈氣。針對骨盆問題例如移位、疼痛、發炎等，在尾椎施行靈氣也能讓動物感到舒服。

當個案有關節退化的情況，除了在患處施行靈氣之外，我會一隻手放在動物的尾椎，另外一隻手放在膝蓋或腳底（視動物關節退化的位置而定），這個方式可以讓靈氣流通至整

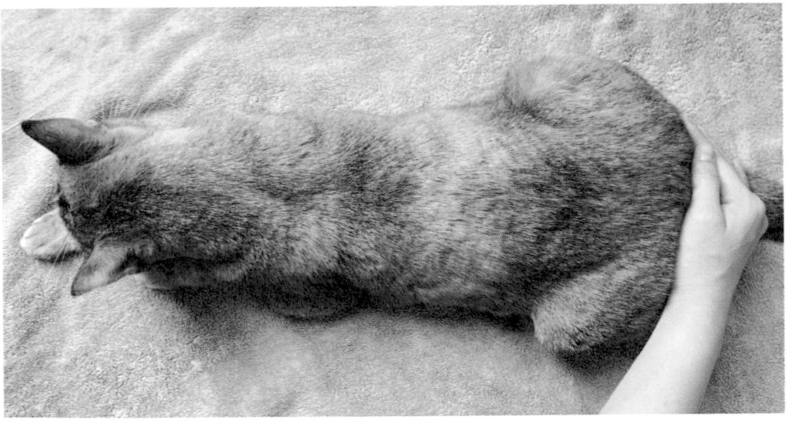

個腿部。對動物的舒適度、肌肉的靈活度也有幫助。有些主人在動物接受靈氣療法後，都會觀察到動物走路的時候較有力，也能比平常多走幾步，也走得輕鬆一點。

遇到個案在脊椎長出骨刺，也可以試試一隻手按在尾椎，而另一隻手按在頸椎位置，透過靈氣的能量流通脊骨，可以緩和個案脊椎的

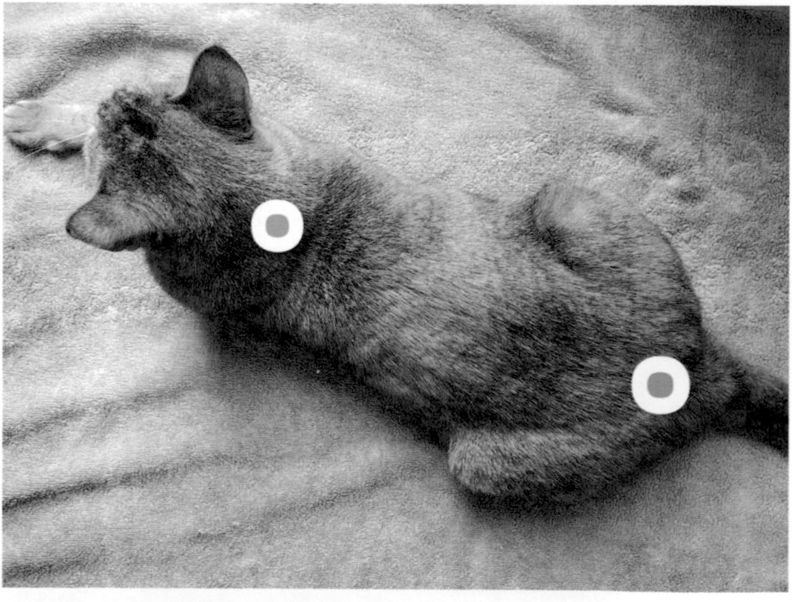

如發現在骨刺位置施行靈氣，動物痛楚難忍時，以上手位能舒緩骨刺所帶來的不適，同時能強健脊骨。

不適。當然你也可在骨刺位置施行靈氣，但某些特別嚴重的個案可能會因此在接受靈氣初期感到疼痛。這個手法會相對溫和地舒緩骨刺所帶來的不適，而且也是一個強健脊骨的手位。

這個部位除了對後肢有莫大好處外，對身體虛弱的動物也有幫助。例如經歷了大型手術、生產、長時間未能進食而導致身體虛弱等，在尾椎施行靈氣，可以補充動物的元氣，也可以令動物感到舒適，減少疼痛感。

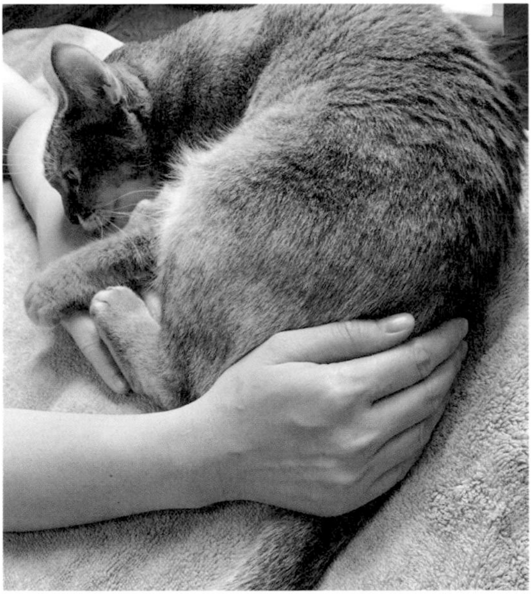

此例便是一手按在尾椎，一手按在牠的後腿關節。

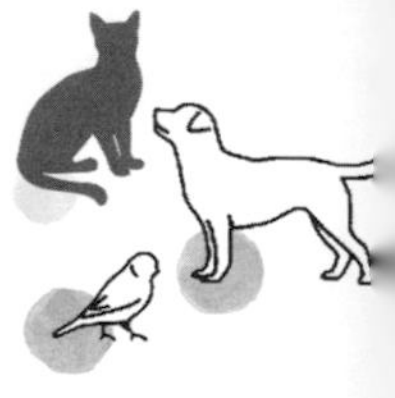

尾椎是一個非常特別的位置，就我個人的經驗，在這個部位施行靈氣也可以提升其他位置的靈氣吸收。舉個例子，之前有一個個案需要在心臟、腎臟位置施行靈氣，但過程中我想加強動物對靈氣的吸收，所以在完成心腎位置後即便「病腺」已經平復下來，我還是把手放在尾椎施行靈氣。稍後如果再次把手放到心臟、腎臟上，會發現之前已施行過靈氣的位置會更加吸收，就好像啓動、活化了這個位置一樣。

這種配合尾椎二次施行靈氣的作法，通常會用於病危或身體較衰弱的個案上，主人的回饋普遍也很正面，都說有看到明顯的幫助，特別是力氣、胃口與精神的變化。

尾椎可對治的疾病：關節退化、骨刺、尾龍骨問題、脊椎問題、癲癇、步行困難、下肢問題、年老衰弱、大病後復健、因身體疼痛而難以休息等。

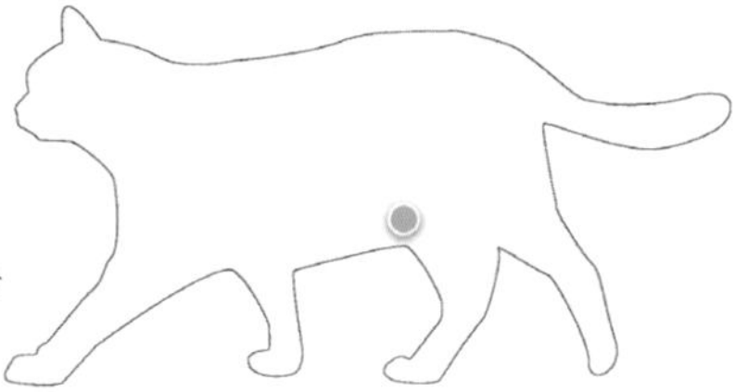

圖片位置只供參考，需配合動物的實際體型。

丹田

和在尾椎傳送靈氣一樣，在丹田位置傳送靈氣能同樣改善身體虛弱的情況，提升動物身體的能量，對年老的動物也是一個很好的手位。另外如動物所患的病症會引起身體疼痛，在丹田位置施行靈氣能讓牠的身體感到舒適。除此之外，對腸胃問題如水土不服、消化不良等都能產生正面的幫助。

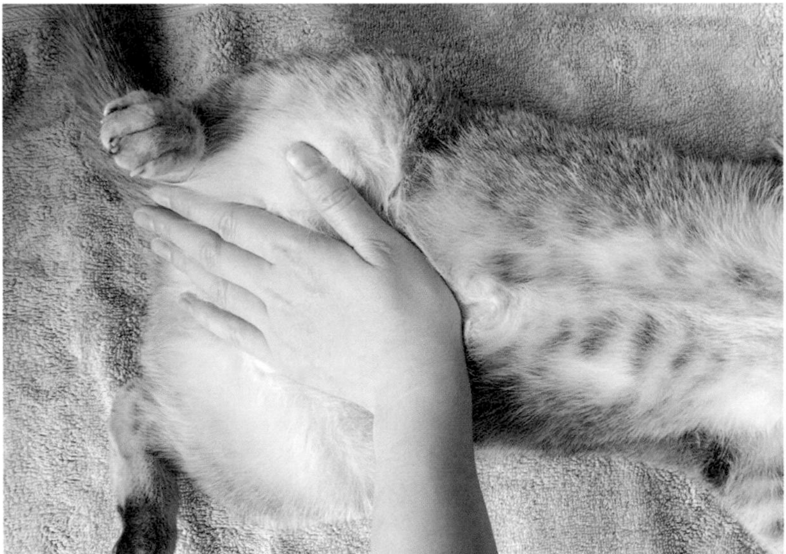

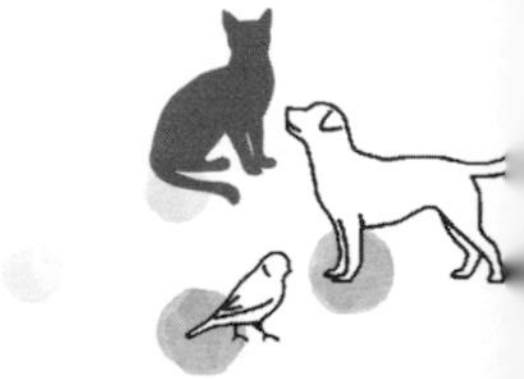

而遇到皮膚相關的疾病問題更是可以在丹田、腎臟、腸胃及喉部施行靈氣。所以丹田無論對人或是對動物都是非常重要的。

丹田可對治的疾病：與腸胃有關的毛病、改善免疫系統、恢復體力、幫助休息、年老衰弱、大病後復健等。

腋下

這個位置是我無意之中發現的，在動物的腋下會找到一個明顯的能量虛位。有時在左邊有時在右邊，每一隻動物也不同，開始時可以兩邊都試試，感受差別從而找出哪一邊是虛位。手感上會感到該位置像空了一樣，而且非常吸收能量，所以我才稱這個位置是虛位。

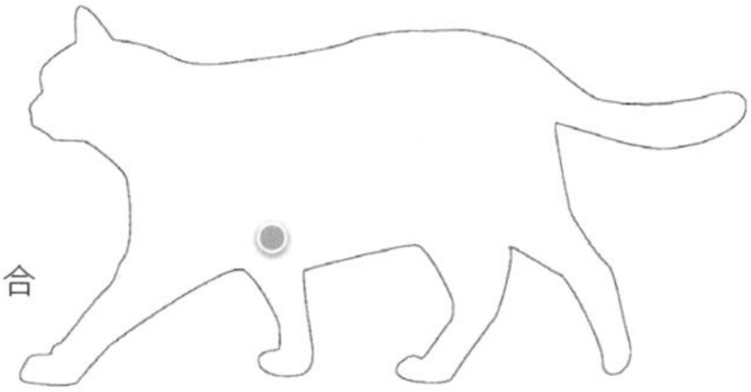

圖片位置只供參考，需配合動物的實際體型。

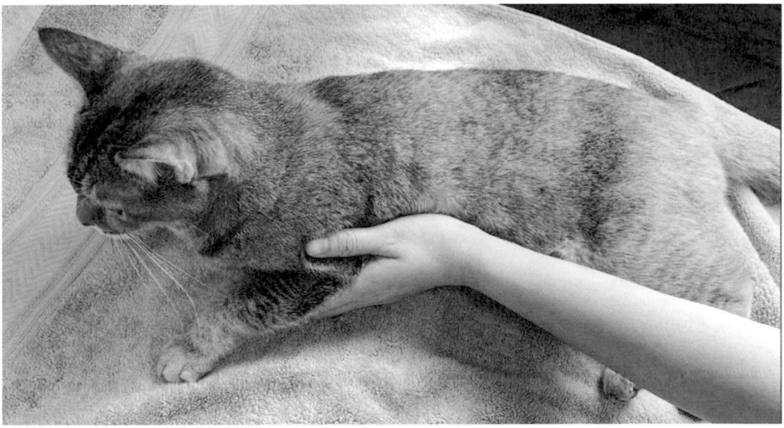

最初發現這個位置時，我並不知道按這個位置有什麼用途。但每次嘗試時，我發現動物都會異常快睡著，而且身體非常迅速地放鬆。當我替自己的貓貓按這個位置時，牠們很快便開始打呼，手腳和臉部像在做夢似地一點點抖動，而這個位置對能量吸收的效果也非常理想。如果單純想要保養，或是很容易緊張的動物，想讓牠在靈氣的過程中儘快放鬆，都可以在傳送靈氣時先按這個手位。

腋下可對治的疾病：放鬆、幫助休息、促進全身能量吸收等。

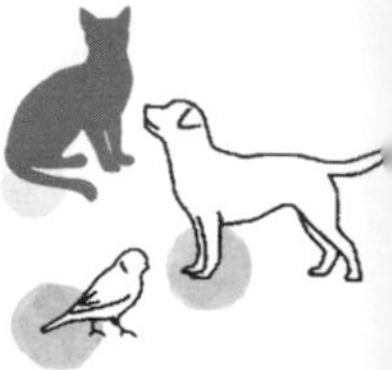

靈氣對高齡動物的影響及臨終關懷

二〇〇七年的時候，我家人飼養的珍珠龜患病，發現的時候情況已經非常嚴重。牠是我年輕時的最佳聽眾，那時不論是放學還是下班後，我都會走到缸邊跟牠說自己的事。當年看了數次醫生，都說是病毒感染，不過情況未有改善，而且愈來愈嚴重，帶牠看完醫生後我們深切反省，覺得自己待牠有不足之處，便讓牠換了更好的環境，每天給牠吃不同種類的鮮肉蔬菜，牠胃口很好，都會吃完。

那時牠每天也會叫我，離開前的一個晚上還拍缸數次叫我們，可能牠也深知不妙吧。我跟牠拍了照，跟牠說牠很漂亮，也知道牠的辛苦。雖然當時我還未學習動物溝通，但我明顯感覺牠對最近改善的生活感到開心。清晨的時候，我突然感覺牠好像跟我一起睡在枕頭上。大約半個小時之後，家人就跟我說牠走了。

偶爾想起牠，總是想說如果那時我已經學會靈氣，情況是否會不一樣？牠會舒服一點嗎？如果我能更早發現牠身體不適，情況是否會好一點？主人在動物離世後，總會有很多想法。

作爲飼主，我們總會面對動物年老體弱和病危的一天。我們可能會不知所措，不知道還有什麼可以幫助動物；我們也可能覺得傷心難過，不願也不捨牠離開自己；又或者會嘗試說服自己生老病死皆正常，然後儘量讓自己放開、平靜一點，希望動物不會擔心自己，開心活下去，最後可以了無牽掛地離開。以上總總都是因爲我們對動物有感情而作出不同的反應。

動物到了年老的時候，一般我們最留意的是牠的身體機能、精神、心情、飲食及休息等狀態。較年長的動物，主人如有爲動物安排定期身體檢查，可以參考哪些

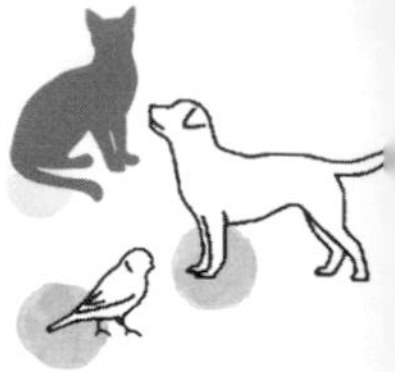

部位需要施行靈氣。例如在檢查時發現有腦部退化的問題，在施行靈氣的時候就一定少不了處理頭部。如果沒有進行檢查，主人也可以透過日常的觀察作爲參考，例如牠視力好像開始退化，便可在眼睛及頭部施行靈氣。

如前所述，腎臟在保健上非常重要，而且到了年長的時候身體機能不免下降，透過靈氣可以幫助將累積在身體的毒素帶走。所以平日爲動物施行靈氣的時候，請不要忘記腎臟，而保健不能不加強免疫系統，所以請在胃部跟腸臟也施行靈氣。

除此之外，針對年長動物我也會特別注意下肢。因爲身體平衡感下降，走路無力，關節出現問題，對日常事物興致缺缺也是常有，在尾椎及下肢施行靈氣可以得到改善。

年長的動物較容易消瘦，那是與消化及吸收能力下降有關。所以如果動物有這個狀況，請在胃部及腸部施行靈氣。如發現消瘦情況很嚴重，可以嘗試也在胰臟施行靈氣。

排便也是維持身體健康很重要的一環，不過高齡的動物較容易出現困難。當然無論是吸收營養還是排便，市面上也有很多補助品可以使用。但在靈氣部分，可以在腸臟施行靈氣，不妨以一隻充滿靈氣的手在動物的肚子上畫圈。在遠隔的療法上雖然未能在動物的肚子上畫圈，但在肚子上施行靈氣一樣不影響效果。某些個案有便秘的問題，在遠隔靈氣之後的跟進過程中，主人都表示當晚或是第二天就有便便了，又或是排便的過程比之前順暢了。

心情與休息也是主人觀察到的常見問題，有些動物的確會因爲身體的改變而悶悶不樂。過度休息，整天在睡覺，也是可以透過靈氣來幫忙。然而近年也愈來愈多動物患上重病，如癌症。這時候我會先了解動物目前的狀況，如在初或中期的階段，主人也會替動物安排化療或採取較積極的醫療手法。在靈氣的安排上，除了對

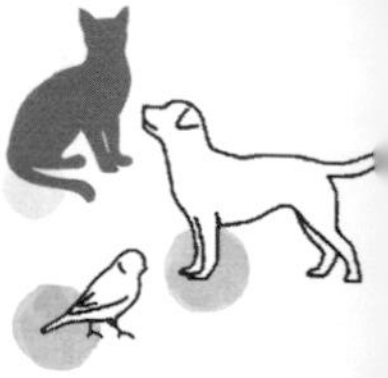

應部位會施行靈氣，在免疫系統、腎臟、吸收營養的地方也會兼顧，因爲這個階段我希望幫助動物自己強健，讓牠可以戰勝重病。在進行化療或手術後，也可以施行靈氣，這樣有助於減輕副作用。萬一不幸到了晚期，主人已停止醫療手段，我會集中在讓動物能放鬆、止痛、休息的手位上。這時可以集中肺部、尾椎、丹田等位置施行靈氣，可以提升動物整體的舒適度。完成靈氣之後，請讓動物多喝水，這樣有助於將身體的毒素帶走。

到了最後臨終的階段，大家也希望動物可以減輕痛苦，輕鬆安詳地離開。如果主人有學習過靈氣，自己也尚能平靜，不如化傷心爲動力，讓一己所學幫助牠度過最後階段。如果是你認識的人，也可以爲主人及動物施行靈氣，讓一己所學能夠幫助他人。

因應動物的情況，我們主要讓動物能休息及減輕痛苦，一般都會建議在腎、丹田及肚子傳送靈氣。尤其到了最後階段，動物一般都不會進食，身體會因此較冷。為了讓牠們感到舒服一點，除了正常保溫措施外，在肚子位置傳送靈氣也能令動物的身體感到暖和。由於可能已有一段時間未進食，也可以在胃部傳送靈氣，動物也會感到舒適。

有些動物會因為痛感或恐懼而開始鳴叫，我接觸過一些案例，因為動物已經長年眼睛看不見，加上病重，因此不斷發出鳴叫或低鳴，這時可以在心臟及喉嚨位置施行靈氣。某些動物也可能因病情太過嚴重仍在住院，牠們可能會比在家的時候更多了一分焦慮與難過，可以在心及胃部施行靈氣。如果使用遠隔方式，手位也大致相同。

動物如果呼吸變得非常急速，請在心肺部分施行靈氣，萬一是因為腹水而影響呼吸，請也要兼顧腹腔部分，這樣能減輕牠呼吸時的痛楚。

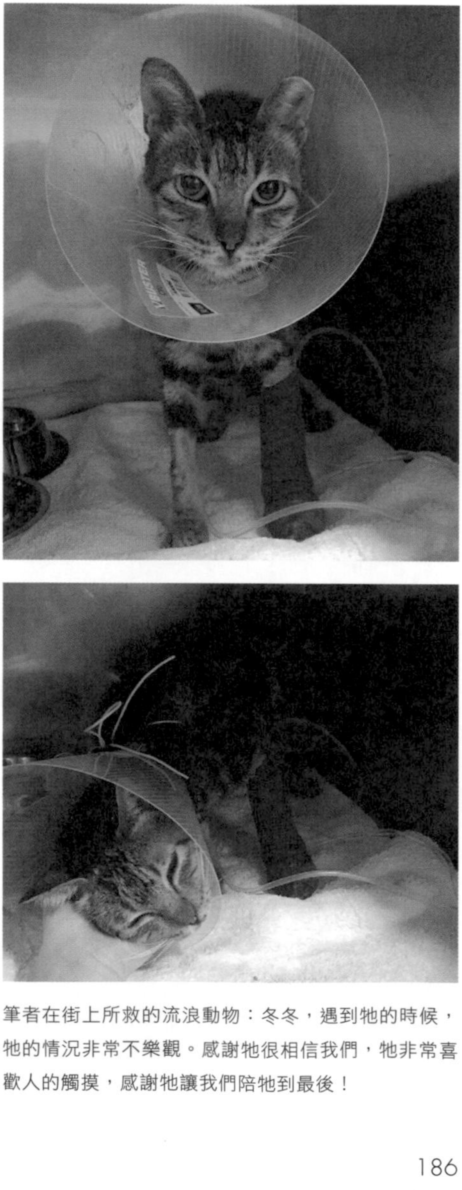

筆者在街上所救的流浪動物：冬冬，遇到牠的時候，牠的情況非常不樂觀。感謝牠很相信我們，牠非常喜歡人的觸摸，感謝牠讓我們陪牠到最後！

動物在最後階段有可能因爲內臟失能而發生各種併發症狀，不妨考慮除了靈氣外，還有什麼方式可以幫助動物？例如除了之前提過的保暖，動物可能已出現嚴重的脫水情況，此時可向醫生詢問是否可讓主人餵動物喝一些葡萄糖水。請思考還有什麼能令動物舒服與安心的，儘量爲動物作出細心安排。

需要注意的事：由於動物身體已變得非常虛弱，所以對病腺的感應需要比平常更細心。根據我的經驗，你可能會發現病腺反應愈來愈微弱，有可能在靈氣過程中感到愈來愈多寒氣滲出，也可能感覺到傳送的能量未能被動物吸收，這些反應在臨終動物身上是常見的。

最後如果還有時間可以兼顧的話，也請爲主人進行平復情緒的靈氣療癒。因爲主人如果平靜，更有助於冷靜地爲動物作合適的判斷。在最後階段，主人的陪伴非常重要，和動物說說話，輕摸動物能爲牠帶來安定。萬一在動物不幸離世後，也可以繼續使用靈氣幫助主人度過傷心難過的情緒。

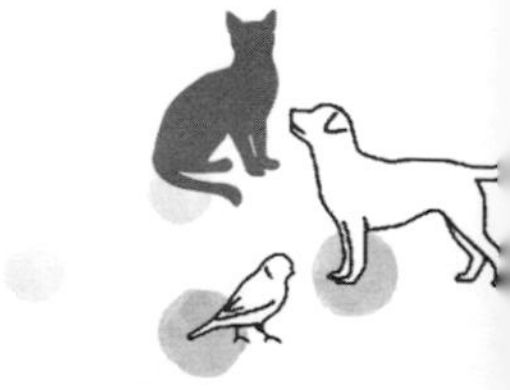

流浪動物的靈氣施行重點

除了家裡的動物外，靈氣也可以幫助流浪動物。特別是流浪動物在飲食、衛生環境等方面都不太理想的情況下，健康狀況更需要關注。不過在最初接近陌生的動物時，我們需要先留意動物是否願意讓我們接近。

幾年前我曾在公園遇到一隻年老的貓貓，不知道眼睛有沒有問題，因爲牠總是沒有把眼睛張大，但可以肯定耳朵裡有耳蝨。當我看到牠時，可能因爲肚子餓的關係，牠一路跟著我，甚至還跟我走進洗手間內，於是我先給牠罐頭，牠很快吃完了三罐。當時我心想，如果牠能讓我靠近，就替牠靈氣吧，豈料牠直接坐到我的大腿上睡覺，我就這樣開始幫牠施行靈氣。

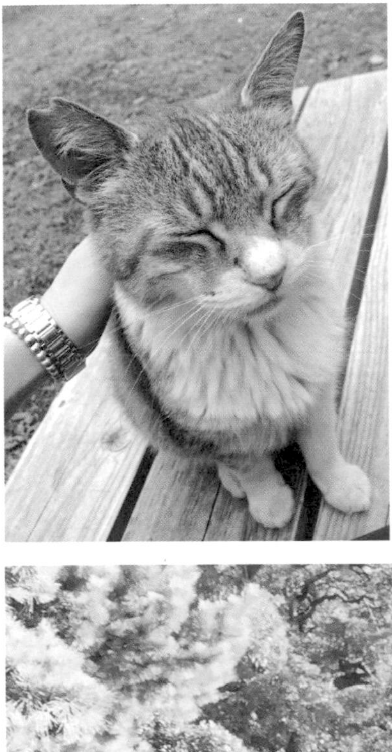

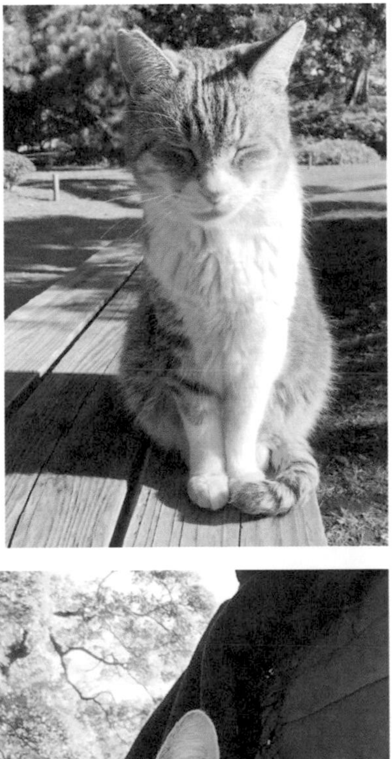

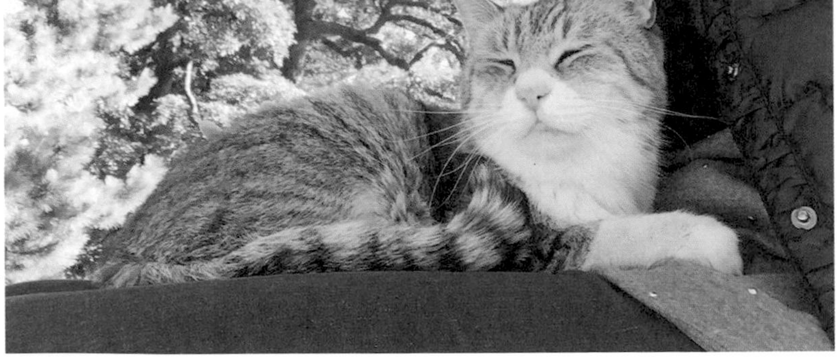

當動物在你旁邊，而且不抗拒你的觸摸，你可以先從最容易的位置開始傳送靈氣。部分流浪動物有義工跟著，如想使用靈氣提供協助，建議先與義工仔細溝通，以免產生誤會。

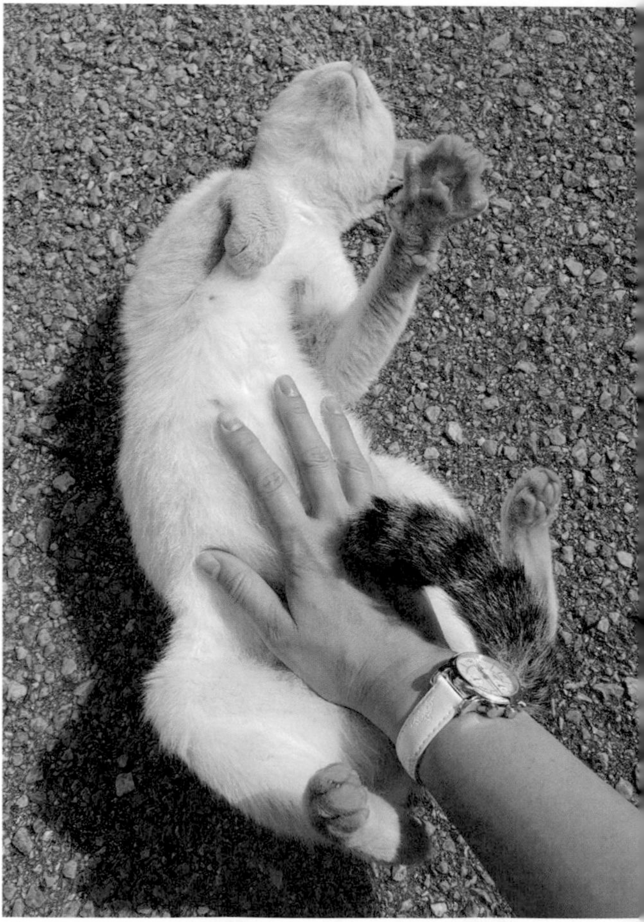

如動物信任你後，可以嘗試更多深入的手位。

右圖是另一個地方遇上的流浪貓，估計未滿一歲，身上有蝨子而且非常瘦，發現牠的時候，牠躲在機車底下。在外生活的動物飲食環境不佳，可能因爲如此，當我以靈氣爲這隻小貓處理腸胃時，牠肚子裡一直在攪動與發出聲響，不過從牠的反應觀察，牠應該也是享受的。

如果發現受傷或重病的動物，因應情況緊急，你可能需要先帶動物就醫。不過之後請記得返回原地，了解是否有主人或義工，以免讓其他人擔心。在醫生診斷及了解牠的狀況後，便可因應病況進行靈氣療法。動物這時在診所也可能因爲陌生環境而不安，這方面也可使用靈氣幫助牠。

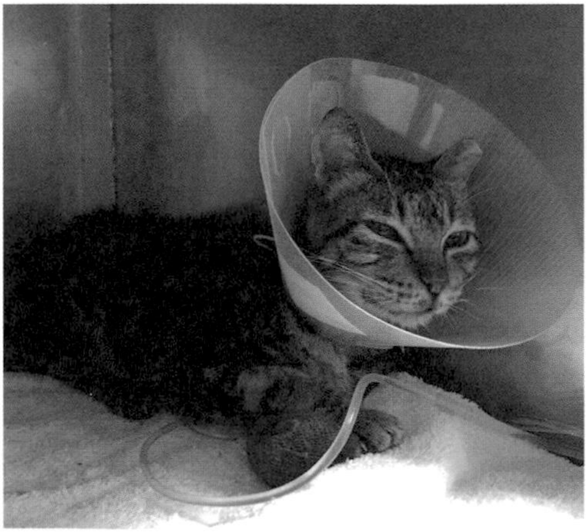

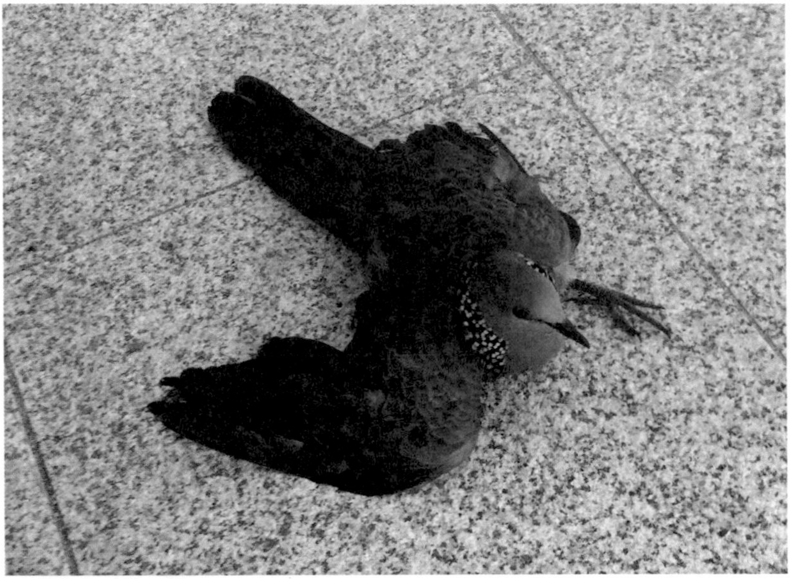

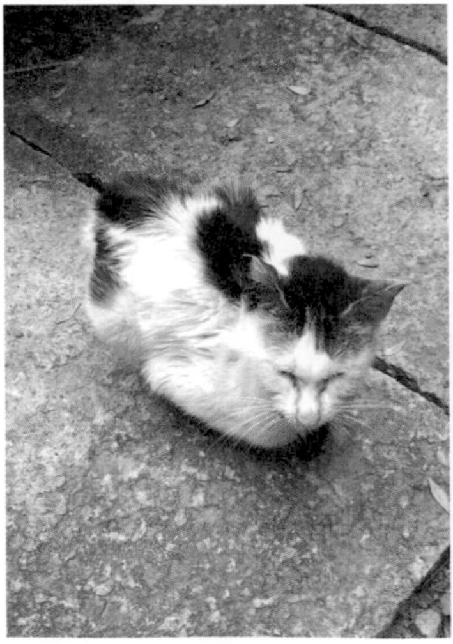

筆者早年在路上遇到腿部受傷的雀鳥。

對於不熟悉或情緒易有起伏的動物，在初次接觸時，請注意你們的距離與施行靈氣的手位。

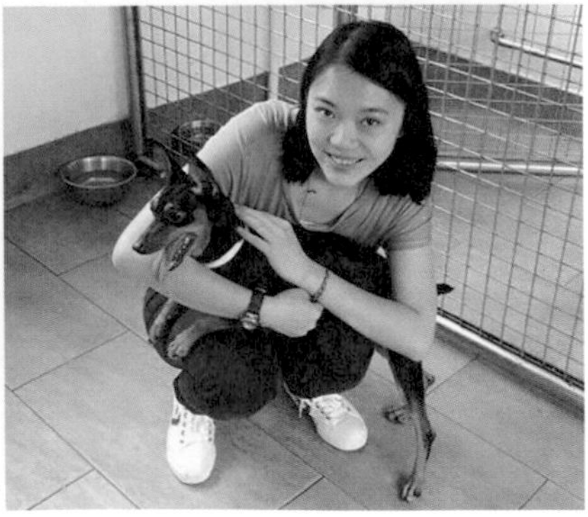

當遇到的是鳥禽類，你也可以為牠施行靈氣。如擔心，可以先帶上手套或以遠隔形式進行靈氣療法。

對於不熟悉或情緒易有起伏的動物，在初次接觸時，請注意你們的距離與施行靈氣的手位。你可以先在較容易的位置入手，假如在不確定的情況下，也可以先預備口罩，按情況需要才佩戴。如自己沒有信心處理也不必勉強，可向義工或案主解釋並以遠隔方式進行。

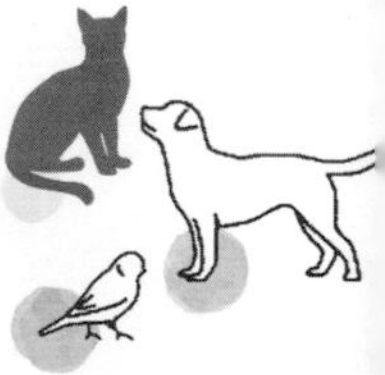

小分享：給想成為動物靈氣療法師的您

大部分跟我學習直傳靈氣的學生在課程完成後仍會繼續使用，對於他們如此喜愛靈氣，我當然非常欣慰。以下還有一些小分享，無論您是在哪裡學習靈氣，也祝願您透過努力與爲動物的心，成爲優秀的動物靈氣療法師！

1. 別將病症想成是獨立的，請將身體看成是一個系統，考慮如何可以靈活使用靈氣來達到身體平衡。例如不要因爲對方是胃痛便只對胃部施行靈氣，了解一下是什麼原因引起胃痛？有其他部位需要兼顧嗎？哪些部位在互相影響？請思考怎麼做能對此病症發揮出最大的幫助。

2. 無論替人或動物施行靈氣，請得到同意才進行，千萬不要因爲一己的原因強加你的意志在別人身上。

3. 請勿將直傳靈氣混合其他療法一同使用，這也是我們對傳統、傳承的一種尊重。

4. 我們都是靈氣的管道，但我們只是一個橋樑，靈氣並不屬於我們。上天借我們的手去幫助別人、改善自己，我們應該學習爲事情的好而高興，請勿將重點錯放在與人比較，也別太在意自己的功勞。

5. 如遇緊急個案或根據病患需要，請勿完全忽略西方醫療。有一些聯絡我進行靈氣療法的主人特別推崇輔助療法、自然療法，因此一直很抗拒使用西藥，不過那也要根據動物的情況作考量。曾經有一隻年老體弱的狗狗，牠的紅血球指數一直原因不明地下降，醫生說再繼續下跌就有需要安排輸

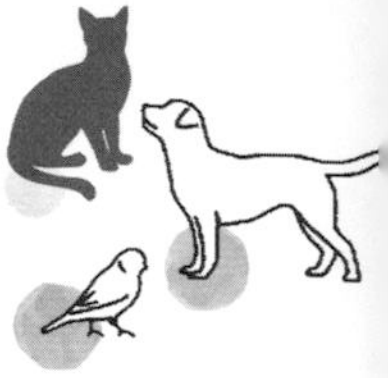

血，但主人因擔心藥物對牠的副作用而猶疑是否要給牠吃藥。第二天狗狗的紅血球指數繼續下跌，而且整體狀況也愈來愈嚴重，我便跟主人說：「雖然靈氣能幫助動物，但牠的情況有急切性。你手上的藥物也不是要長期服用，牠這樣下去會有生命危險，應該先解決最急切的危險。」其實除了靈氣之外，主人也同時爲狗狗安排中醫針灸，因此我說：「中醫、針灸、靈氣等等全都能幫助你穩定動物的情況。但遇到危急的問題，西藥有其效率，可以幫你爭取更多時間找出病因，所以西方醫療不可偏廢呀！」最後主人也給動物服用西藥應付當時的緊急情況，一年過去了，那隻狗狗現在也平穩地養病。所以請根據每個個案的情況，思考怎樣才是對動物最好的福祉。

6. 千萬不要因爲結果而推翻靈氣的作用！靈氣是一種輔助療法，雖然靈氣不能起死回生，但是能幫助病患。

以下是我想分享的一個案例，首先感謝主人同意。

二〇二〇年一月，我收到一個貓貓需要動物傳心跟靈氣的個案，牠叫 BeBe。主人聯絡我的時候，BeBe 已經十五歲多，因腎臟及胰臟問題，加上不能進食而住院。在診所的照料加上數次的靈氣遠隔治療，BeBe 大約在一個多星期後日漸穩定，可以回家休養。後期主人也有跟我聯絡，表示牠胃口和精神還好。我認識 BeBe 的時候，牠非常消瘦，但牠很努力想要生存下去，而且品性非常好，這讓我留下深刻的印象。

主人也繼續用不同的醫療方法幫助牠，但在五月份的時候，牠的情況再度轉差。後來主人再次聯絡我安排靈氣療法，還請我透過動物傳心鼓勵牠。當時主人給

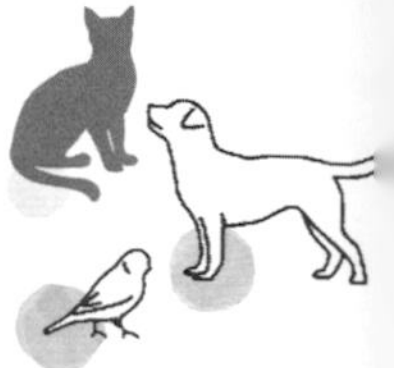

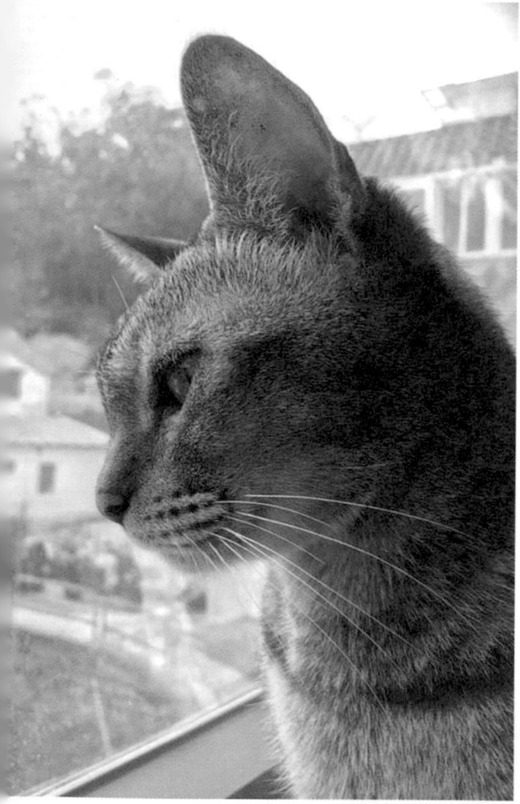

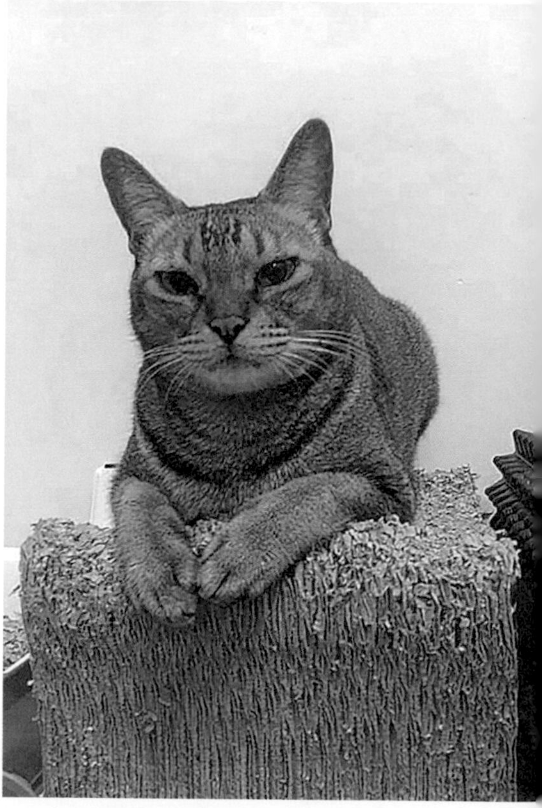

這是 BeBe 未病發前的模樣，平常牠最喜歡走到屋子上層看外面風景與晚上的星星。

我看生病前 **BeBe** 肥壯的照片，我看到都要哭出來了，心想主人一定更難過。那個時候，牠既不肯吃也走不了幾步，然而每次在靈氣療法後，貓貓後腿就有力能多走幾步，主人都會跟我說牠今天走得如何、吃了什麼、精神好了一點、感覺牠開心一點！

到了六月的時候，那天是最後一次替牠進行靈氣療法。完成後，主人說牠爬樓梯到屋子上層看星星。牠家有兩層，主人說牠身體健康時最喜歡每天自己走樓梯到上層看星星，主人還拍影片讓我看牠走路有多厲害。雖然最後牠還是離開了，我也覺得自己沒能幫助牠太多。不過我知道靈氣有發揮作用，靈氣讓牠可以再一次做到自己最喜歡的事情！所以別因爲結果而推翻靈氣的作用，並請記得當中也包括了生命自己的努力！

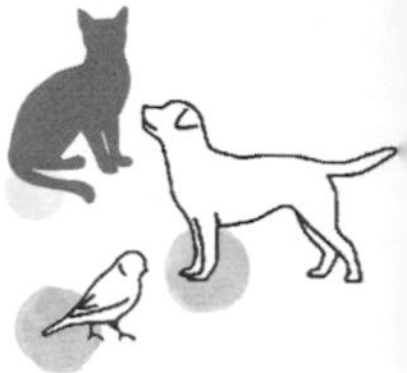

7.

請欣賞和相信生命本身的神奇，生命往往有難以預料的生命力！就以我飼養的金魚爲例，估計因爲氧氣泵壞掉，我發現時已經有一尾金魚往生了，而另外一尾的嘴角、魚身、魚鰭部分也明顯脫皮，身體有點凹陷，魚鱗開始失去光澤，游起來很慢且歪歪的。我當時立刻修理氣泵，也爲牠進行靈氣遠隔治療，心裡還擔憂

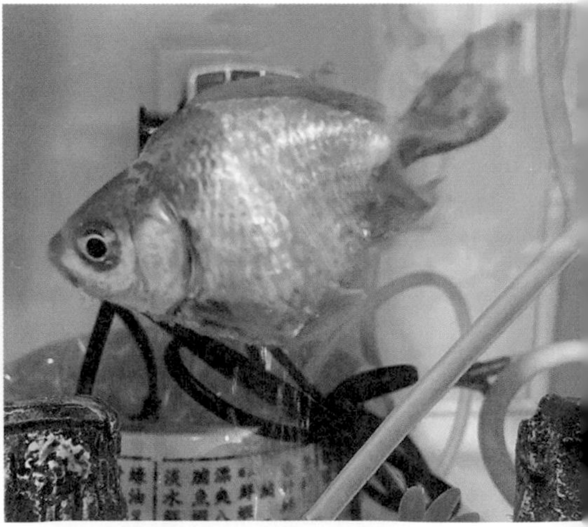

發現時的第一天

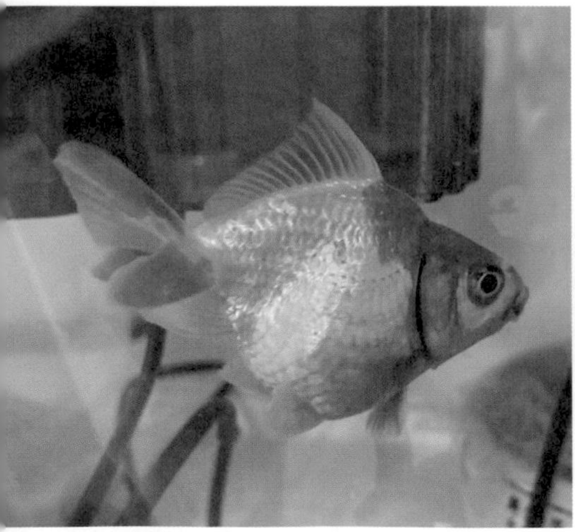

第二天

不知道牠能不能活到第二天。

結果到了第二天，牠正在恢復，雖然嘴角仍脫皮，但其他位置皆有改善，身體慢慢回復光澤。繼續爲牠靈氣之後的幾天，牠的身體再度膨脹起來，游起泳來比幾天前還靈活、快速，我一方面很高興靈氣有好好的發揮作用，一方面更驚嘆生命力如此神奇！

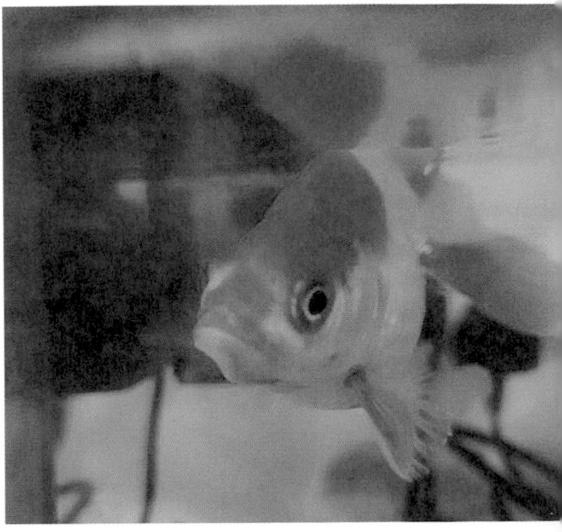

第四天

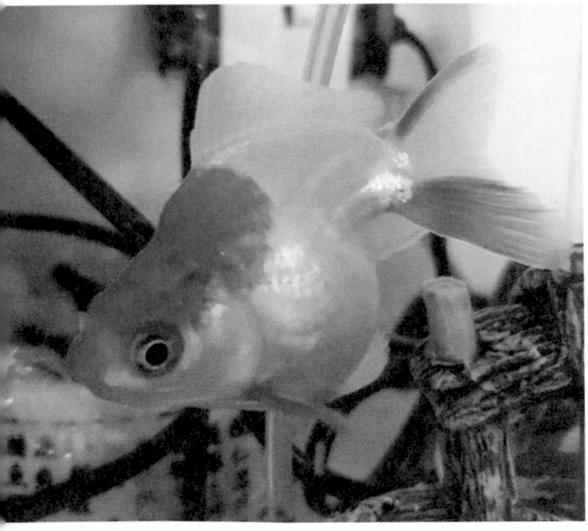

三個月後

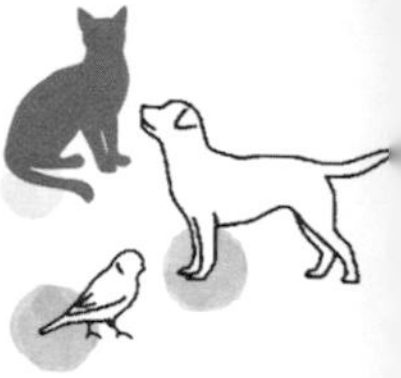

8\. 常常接受靈氣的動物，性格可能會有變化。一般爲動物施行靈氣的人也會注意到，習慣靈氣療法的動物好像會變得活潑，也有可能是性格變得更加鮮明，有些同學也會跟我分享自己的動物會比以往更願意或是更主動跟自己互動。直接的原因我說不準，可能因爲靈氣過後牠們變得開心，又或是因爲靈氣讓動物和主人互動更多，所以產生變化。

以上例的金魚阿壽來說，在發生不幸事故之前，牠也會跟我互動，很常在見到我的時候游向我，我就會跟牠說說話。但事故發生並經過一輪靈氣療法後，牠眞的活潑多了，在每次換水之後，牠都會游到濾水器旁玩水。現在牠還會主動製造聲音，例如透過玩水，在缸邊製造聲音吸引我去看牠。牠也會看在我在附近的時候，或我在餵食貓貓的時候，不斷擺動尾巴，游來游去要我多給飼料。看到牠現在的大肚子，有時候我真的替牠擔心，當然我有好好注意給牠飼料的份量，但看到牠的轉變、活潑，我知道牠比以前更開心，這樣也讓我感到滿足。

阿壽陪伴了我六年，感謝靈氣，曾經有過感染的牠，到現在也一直還在我身邊。

第四部

靈氣療法的常見問題

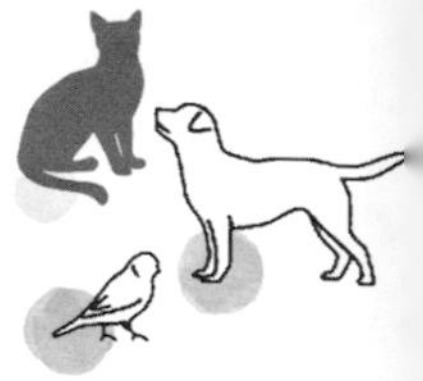

許多有意學習直傳靈氣的人，或跟我學習直傳靈氣的學員，及有意安排動物進行靈氣的客戶，常常都會提出一些疑問，不管是針對直傳靈氣，還是課程的安排、靈氣的療效等。所以對於大家的一些常見問題，本部嘗試爲大家列出和解答。筆者以直傳靈氣研究會所提供的資料作爲基礎進行解答，但如未及完滿，可以聯絡直傳靈氣研究會，並以其回覆作爲最理想的解答。

1. 臼井靈氣與直傳靈氣的分別？

臼井靈氣名爲 Usui Reiki，直傳靈氣名爲 Jikiden Reiki。兩者一樣源自臼井老師，Usui 是臼井老師姓氏。當靈氣傳至高田女士，再經由西方傳回亞洲時就爲這套靈氣定名爲臼井靈氣。教學內容是跟據高田女士的教導，並經整理成一套有系統的靈氣課程。臼井靈氣在使用步驟和應用範疇上，點化與符號的概念上與直傳靈氣是有一些分別。

在日本國內，直傳靈氣是一套可以公開學習的傳統靈氣療法，它的特點是一直保留著傳統靈氣的原始風貌。當年山口千代子老師如何跟林忠次郎老師學習的靈氣，研究會便按照其所學原原本本地教授。連同學員完成課程後所收到的漢字證書，也與當年林忠次郎老師所發的模式一致。

2. 施行靈氣前是否一定要念誦五戒？

臼井老師看到接受靈氣療法的人在不久後又再度生病，深感人心不改變，就無法得到真正的健康，所以加入了五戒的教導，希望我們生活在五戒之中，改善心的毛病以及身體的健康。所以五戒並不是在施行靈氣前才念誦的，臼井老師希望我們朝夕念誦五戒，在生活中融入五戒的精神，身體力行，自然能改善身心的毛病。

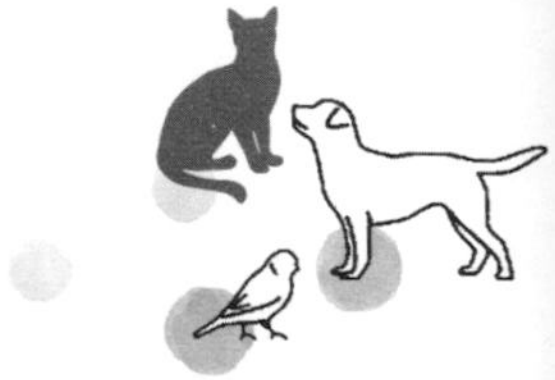

3. 施行靈氣需要其他工具嗎？

直傳靈氣是透過雙手施行，過程中不需要也不會使用其他輔助工具。

4. 靈氣與宗教有關嗎？

靈氣是一種能量療法，與宗教沒有關係，在靈氣的過程中也不會涉及與宗教有關的儀式或步驟在內。

5. 靈氣只可以替人施行靈氣嗎？

最初臼井老師的教學是學習如何替人進行靈氣療法，但隨著社會的改變，現在也愈來愈多人替動物及植物施作靈氣。

6. 直傳靈氣只有用手按在身體上進行療癒的方法嗎？

除此之外，還有其他手法配合眼睛（凝視法）、口部（呼氣法）及手部（拂手、拍打）等方法使用，根據需要處理的問題而使用不同手法。

特別在微小傷口的止血、小撞傷、小擦傷的消腫上，非常適合使用凝視法與呼氣法，筆者早前在洗澡時被淨水濾芯砸到腳趾，這個濾芯內置數層沙石，加上注滿水，估計有數公斤吧，所以腳趾立刻就流血了，筆者第一時間使用凝視法與呼氣法，幾分鐘內血就停了。家人還覺得當晚我應該會因痛楚難眠，腳趾也可能紅腫一段時間，指甲也可能會脫落。豈料我當晚沒有因此影響睡眠，傷口的紅腫也大概三天左右就完全消除了。以防萬一，第二天我也到診所就醫，確定傷口並無大礙。每次在課堂上提及這個療法時，學員都覺得非常神奇，但當他們親身經歷後，都會發現原來眞的是有效果的。不過我要提醒大家，如果受傷請記得就醫，千萬別耽擱最

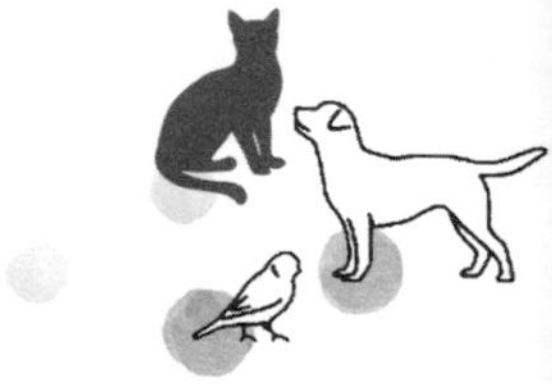

佳的醫療時間，也不必刻意讓自己受傷來測試療法。

7. 修讀靈氣後，何時可以開始替人施行靈氣？

靈氣是很安全和溫和的能量療法。

當完成前期課程，就已學習到替自己與別人施行靈氣的注意事項與重點，亦可嘗試替人施行靈氣。如前文所述，學生學習前期課程後，跟據觀察也能見到靈氣的幫助！

前期課程我們學習有關身體療癒的知識，後期課程會學習處理情緒、心靈層次的問題。

8. 接受靈氣的人或動物有特別限制嗎？

接受靈氣的對象沒有特別限制，無論是嬰兒、小孩或成年人都可以接受靈氣。但建議在施行靈氣前先了解對象的情況和需要，並向對方解釋靈氣療法進行的過程及可能出現的情況，完成後也請向對方解釋可能會出現的變化等等。

同理，在動物靈氣上也沒有特定的限制，但與主人保持溝通，主動跟進，對個案能發揮更多幫助！

9. 任何人都可以學習靈氣嗎？

臼井老師特別提到公開傳授這個概念，他認爲靈氣是天地的能量，並不是屬於他個人的。所以任何人只要願意學習靈氣，他都會教導。林忠次郎老師也說過，無論男女，任何人都可以學習靈氣。

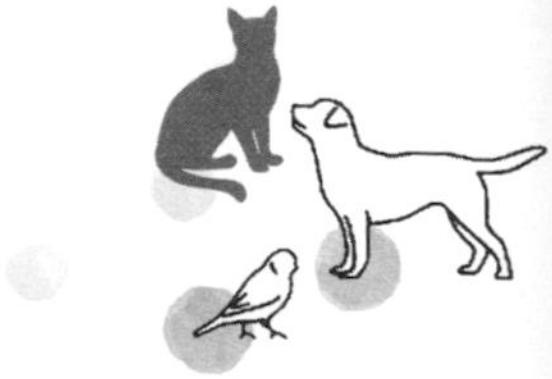

10. 靈氣的施行有時間限制嗎？

無論替人或是動物施行靈氣，在時間上是沒有限制的，不過施行的時間不宜過短。另一基本的理解是，病腺在需要施行靈氣的位置得到平復後，便可以停止。

11. 學習直傳靈氣有年齡限制嗎？

雖說靈氣是人人皆可學習，但一般而言，直傳靈氣研究會接受年滿十八歲的學員。假若尚差一點年紀，在已學習直傳靈氣的父母陪同下也是可以修讀。如有任何疑問，直傳靈氣研究會非常歡迎大家聯絡及查詢。

12. 有什麼方法可以幫助自己將靈氣做得更好？

很多學習直傳靈氣的學生都會問要怎樣才能改善身體？有些同學在課堂則會提

到自己不太靈敏，是否眞的能學好靈氣？靈氣能愈做愈好嗎？

首先，靈氣就是靈氣，沒有誰比誰的靈氣更好的說法。靈氣是一種溫和具滲透力的能量療法，當持之以恆地在保健及促進血液循環的位置施行靈氣，身體便能得到改善。透過靈氣練習如發靈法，多替自己和別人施行靈氣也可以促進自己的進步。當熟悉了靈氣的使用，自然就能做得更好！

13. 靈氣與氣功一致嗎？

世界上有多種不同的能量療法，其運作方式與原理也有差異。靈氣的原理與氣功是有出入的，施行靈氣不需要特定的步驟，在過程中也不需要去刻意想像，亦沒有特別的呼吸方法。我們是一個管道，將天地皆有的能量從身體帶到需要靈氣的地方即可。

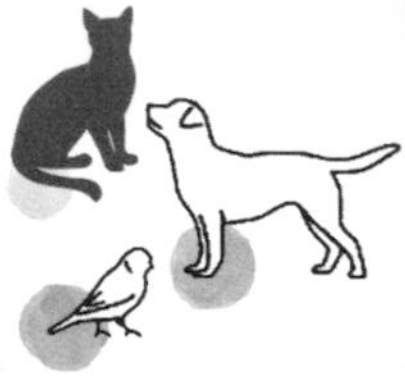

14. 使用靈氣會吸收別人的病氣嗎？也會把自己身體變差嗎？

還記得上述說過我們是一個管道嗎？施作靈氣時，我們是一條管道將靈氣傳送到身體需要的地方。所以施行靈氣的人並不會將接受者的病氣吸入，也不會將別人的病轉移到自己身上，更不會把自己身體變差。不過我的確見過學生爲人施行靈氣而感到愈來疲累，細問之下發現這位學生太過在意自己的療效，太希望對方有感受，太期待對方覺得靈氣是有作用的。結果整個過程當中，他無法停止想把人治好的意念。這當然累人，因爲方法不對呀！當進行靈氣療法的時候，請先把對方是否覺得有感覺、有效果放到一旁，只需把注意力放在自己的雙手即可，療效、感受等可以在靈氣完成後再作討論。

15. 靈授與點化之分別？

靈授完全是靈氣療法的用詞，臼井靈氣稱爲「點化」（attunement）一詞。兩者在意義、解釋、步驟上也有分別。根據山口老師表示，爲了表達最原來的意思，所以在直傳靈氣的課堂中，不作翻譯，不作更改，仍是沿用靈授這個詞。在課堂上，學員會學習到靈授一詞的意思和用處。

16. 靈授之後是否可以終生使用靈氣？

在直傳靈氣的前期課堂裡，共提供了三次靈授。當三次靈授完成後，便終生可以使用靈氣。不過偶爾也有學員想再次接受靈授，他們可以參加由直傳靈氣研究會認證師範／師範格所舉辦的靈授會。

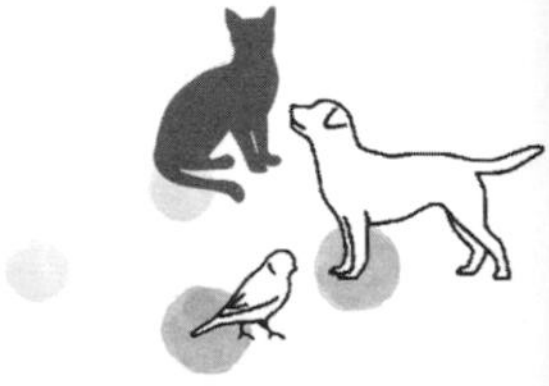

17. 直傳靈氣共有分多少個級別？

主要分為前期、後期、師範格及師範。

18. 直傳靈氣有脈輪的概念嗎？每個級別間需要進行二十一天淨化嗎？

原本的靈氣療法中沒有七脈輪的概念，所以直傳靈氣教學裡沒有涉及七脈輪的內容與教學。直傳靈氣也沒有二十一天淨化的要求。

19. 除了臼井靈氣和直傳靈氣外，坊間還有其他靈氣可以學習嗎？

除了臼井靈氣和直傳靈氣外，坊間有其他不同類別的靈氣可供學習。

20. 在進行靈氣療法時，我們需要接受靈氣的人同意嗎？

雖說施作靈氣是幫助別人的事，然而在進行靈氣前，也應該徵得對方同意。一來我們需要尊重對方，以免只是自己強加的意向。二來得到對方同意後，可以跟進個案，以期更有效果地幫助對方。

21. 如果對方接受靈氣之後表示沒有任何感覺，請問是否沒有將靈氣能量傳給對方？

在整個進行靈氣的過程中，接受者只需放鬆便可。的確有接受者在靈氣的過程中表示沒有明顯的感覺，對某些對象而言，靈氣療法的過程有如深深地睡了一覺，又或是覺得輕鬆一點而已，沒有其他明顯的感受。也可能是接受靈氣的人對靈氣過分期待或充滿了幻想，開始前先向對方說明，讓接受者有正確認知。

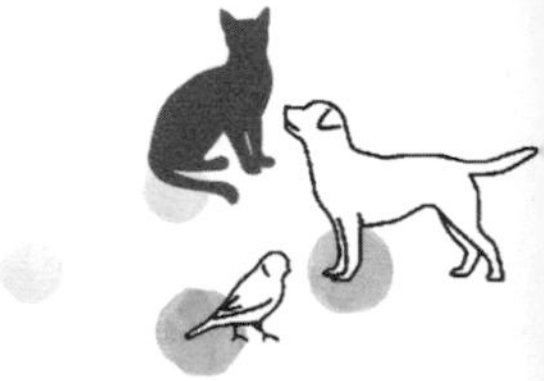

因爲對方未必了解什麼是靈氣，所以當施行靈氣時只要根據病腺反應進行便可。曾經有施行靈氣的人感覺雙手有冷感的病腺，但對象則感到身體暖熱，施行者此時應知道冷是病腺，對方感到暖熱是自己身體血液循環被促進的反應。因此無論接受者是否有感覺，在整個過程中施行者請透過自己的手專心配合病腺的概念進行便可。

22. 靈氣被現代社會所接受嗎？

雖然仍然有很多人不認識靈氣療法，但靈氣能幫助身體強健這一點在外國逐漸得到大眾認可，靈氣已漸漸被世界各地視爲替代理療的一種。不難發現外國愈來愈多醫療機構附設靈氣或其他另類療法的服務，也有專門對靈氣療效作爲研究的論文。如果在網絡上搜尋，例如輸入靈氣、美國、醫療等字眼，很快就會彈出《華盛頓郵報》於二〇一四年五月十六日刊登的文章提到在美國有八百間醫院提供靈氣的教學。（原文：More than 60 U.S. hospitals have adopted Reiki as part of patient services, according to a UCLA study, and Reiki education is offered at 800 hospitals.）。

現在網上也能搜尋到提供靈氣服務的外國醫療機構名單，比起過往漸漸有更多人接受靈氣及其他的另類療法。

23. 靈氣能治癌症嗎？

靈氣可被理解爲一種處理身體與心理問題的能量療法，靈氣的能量能提升身體素質、免疫力等等，但並不等於靈氣能殺死癌細胞。對治癌症需要各方面的醫療配合，讓患者身體內的癌細胞能得到平衡或抑制。而對於某些已經是末期的癌症病

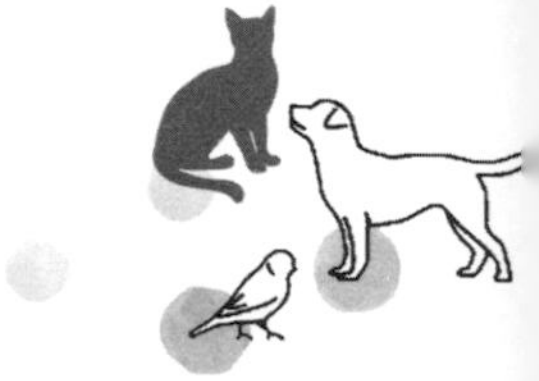

患，通常靈氣在這個階段可以發揮舒緩疼痛的作用，讓病患能感到舒適一點。

對於靈氣幫助癌症病患的研究，在網路上也能找到。例如美國國家生物技術資訊中心（National Center for Biotechnology Information）生物醫學文獻書目資料庫PubMed中便能找到相關文章。其中一篇文章指出，研究發現接受化療的病人在靈氣療法後，情緒不適與痛楚的指數都有下跌（文章題目：The Effects of Reiki Therapy on Pain and Anxiety in Patients Attending a Day Oncology and Infusion Services Unit）。另一篇文章則指出癌症病患在接受靈氣之後，能減輕癌症所引起的疲累感和痛感（文章題目：Pilot Crossover Trial of Reiki Versus Rest for Treating Cancer-Related Fatigue），有興趣的話可以上網慢慢查閱，了解更多。

二〇二〇年我接到一個個案，是一隻患有惡性腫瘤的貓貓需要進行化療。進行化療前的驗血報告未能符合標準，所以院方沒有安排化療。於是主人聯絡我在化療前爲貓貓施行靈氣，改善牠的身體狀況，經過商議後，我們決定試試在化療前連續進行兩次靈氣療法，看看能否發揮作用。結果指數合格了，我和主人也非常欣喜！（不同地區的要求可能有差別，這隻貓貓住在紐西蘭，因爲疫情關係主人未能回去紐西蘭，貓貓由家人照顧。根據主人的資訊，其中一樣不合格的指數是 NEU 嗜中性球總數，之前指數在 1.3 到 1.6 之間徘徊，但靈氣後指數到達 2.3，剛好合格。可惜家人未取得更仔細的報告，不然可以了解更多靈氣前後的變化）兩週後，同樣在進行化療前連續施行靈氣，也順利完成化療。由於連續兩次的成功，因此每次安排化療前主人都會聯絡我，可見靈氣能幫助提升身體素質，讓個案的身體狀況配合相關醫療。

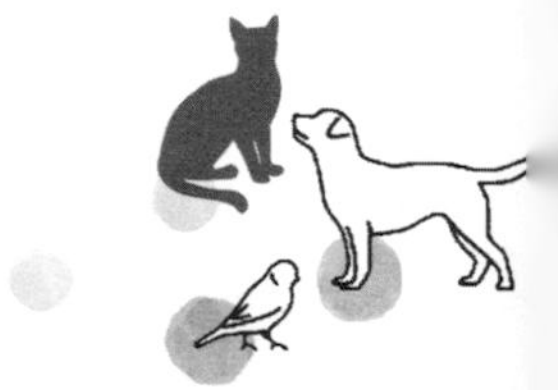

24. 動物靈氣療法可與動物傳心術並用嗎？

很多動物傳心員都有學習靈氣，既提供動物溝通也提供動物靈氣的服務。有部分動物溝通的老師教導學生與動物進行能量療法前，需先和動物溝通了解牠們的意向。由於動物不能跟你表達身體的進展，所以有些動物傳心員都會在進行靈氣療法前後，跟動物溝通了解情況。這些都必須得到主人同意，若沒有客人的傳心委託，動物傳心員是不會自行與動物進行溝通。

偶爾我會遇到一些客人希望進行動物靈氣後，與動物溝通了解牠的感受。溝通過後我會向主人查詢動物實際的變化，因爲即使能進行動物溝通，也不要只依賴動物所提供的資訊去判斷牠的進展。透過靈氣的手感、醫生的診斷、動物的表達及主人的觀察等各項資訊，才能較全面了解情況。

就我個人的經驗，如遇上需要動物溝通的靈氣個案，通常都是因爲動物身體出了狀況，主人希望讓動物知道大家都在幫助牠，或是透過動物的角度了解進展。有時在完成靈氣療法後，主人希望給動物傳送鼓勵及讚美的話。這對動物是非常受用的，牠們普遍會感到開心，更加有想要康復的想法！所以如果在主人同意的前提下，靈氣療法與寵物傳心術都是能幫助動物的方式。

25. 透過靈氣療法和動物傳心術，可以了解動物患病情況嗎？

靈氣不論在人類還是動物的使用上，都不應用作診斷病症之用。

很多想了解動物的主人，都會希望透過動物溝通的技巧去查詢動物是否身體不適，也有主人希望靈氣療法師可以感覺一下動物的身體狀況，但無論是靈氣還是動物傳心都不應該被用來診症。部分動物傳心老師和臼井靈氣的老師在課堂上有教授

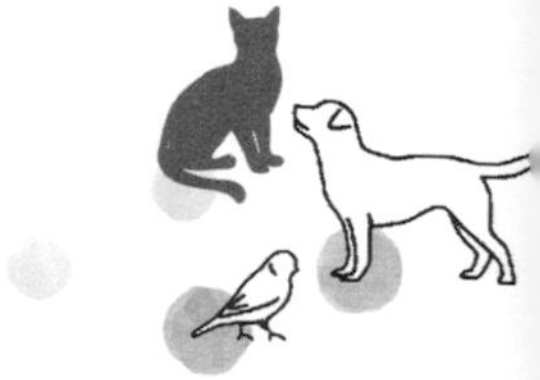

學員掃描動物身體的技巧，但是當懷疑動物身體不適，請及早就醫找出病因，加上某些病症的確需要精細儀器作檢查方能確定，請勿延誤了最佳的醫療時間！在正確找出病因後，可將傳統醫療和另類療法互相配合，爲動物達到最大的幫助。

26. 如果靈氣真的那麼厲害，我們還需要看醫生嗎？

這個提問多數來自於不太相信靈氣療效的人，主要是因爲我們現代社會大都依賴西方醫療。遇到不適時，服藥被視爲更有效率的方法，再加上我們普遍的教育裡並沒有提醒我們人類有基本的自癒能力。

現代醫療的重要性當然不容忽視，特別在診斷與醫療上，但靈氣可以用作輔助療法，既能舒緩病情，減輕藥物副作用，也能平衡身體，加強免疫能力促進身體健康。對心理層面及情緒問題也有幫助，我的學生中曾爲身邊患有情緒、抑鬱問題的朋友傳送靈氣，在施行數次後開始見到改善。靈氣可說是與日常生活關係密切而且使用方便的能量療法，加上與西方醫療互相配合效果相得益彰。其實也不用一開始就抱持絕對的相信，請以開放、觀察、認識的態度自能了解其中效益。

27. 直傳靈氣與臼井靈氣有優劣之分嗎？

這是經常會遇到學生發問的問題，靈氣就是靈氣，不應該存有高低的分別心，兩者的源流也都是臼井老師。只是直傳靈氣是根據傳統的靈氣，在使用上較爲簡樸；而臼井靈氣經過了西方的演化，使用方式較多。實在要親身接觸過，才能了解自己比較喜歡哪一套靈氣。

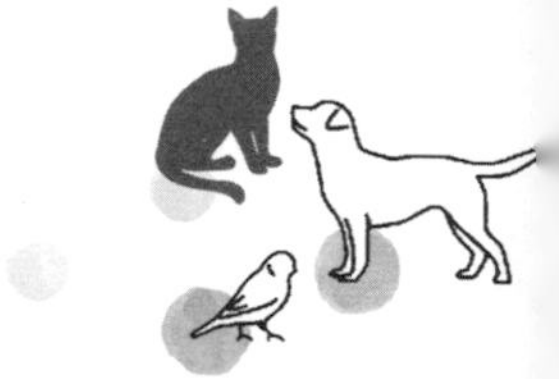

28. 如果我既學習過臼井靈氣，也學習了直傳靈氣，我怎樣才能分辨自己在使用哪種靈氣？

由於兩者在使用步驟上並不相同，所以不需要擔心。

29. 已修讀臼井靈氣的人，可以直接修讀直傳靈氣的師範格課程嗎？

由於在靈氣的認識、使用方法上有所不同，即使已修讀了臼井靈氣二級或三級課程，也不能直接修讀直傳靈氣的師範格課程。有興趣成為直傳靈氣導師的學員，必須由前期課程開始，並完成直傳靈氣研究會列明的要求，方可修讀。

30. 學習直傳靈氣後，可以與臼井靈氣（西式靈氣）結合使用嗎？

由於彼此的概念及使用方法均有出入，所以兩者並不會結合使用。

31. 如果修讀直傳靈氣，請問共分多少級以及每一級的分別？

作爲一個學員，直傳靈氣只分前期課程（Shoden）及後期課程（Okuden）。前期課程又稱爲初傳，需要分兩天完成。後期課程又稱爲奧傳，通常是一天課程。完成課程後，修讀名單會更新在直傳靈氣研究會的網頁上（除非本人不同意）。

當你想要成爲直傳靈氣的認證導師，可以先申請修讀師範格（Shihankaku），成爲師範格之後可以獲授權教授前期課程，並可以申請修讀師範（Shihan），授權的師範可以教授後期課程。

有關申請資格的資訊可以到直傳靈氣研究會的網頁查閱，而認證的師範格和師範名單也可以在內找到。

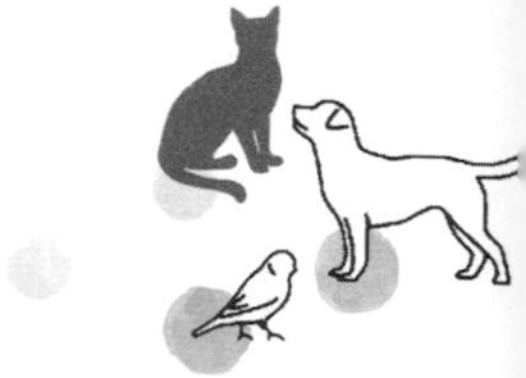

32. 是否必須前往日本京都方能完成直傳靈氣課程？

如果希望學習的是前期及後期課程，世界各地都有直傳靈氣研究會的認可導師，相關資料在研究會的網頁便可找到。如果想完成的是導師級別，建議先聯絡研究會，了解是否已乎合資格，研究會的職員會給予適當的建議。

33. 直傳靈氣的修讀證書，有認受資格嗎？

在日本國內，日本人完成直傳靈氣課程後，會獲發漢字證書。而非日本人在完成課程後除了獲發漢字證書，另外有一張英文證書。

世界各地都有修讀直傳靈氣的學員及教導直傳靈氣的導師，當中包括英國、美國、歐洲、日本、中東、印度、中國、韓國、新加坡、香港、臺灣等地。當你首次修讀完成直傳靈氣課程後，你會收到一張直傳靈氣療法師記錄卡，用來記錄你修讀直傳靈氣課程的資料。假使你日後移居往其他地區，或想跟某位老師再次複習直傳靈氣，根據直傳靈氣療法師記錄卡，你可以複讀的價錢再次修讀。

直傳靈氣認證導師通常根據直傳靈氣研究會的指引作出收費。所以你不難發現同一地區的直傳靈氣導師，收費是相近的。而對此如有疑問，你也可以到研究會網頁查詢學員、導師名單。再有不理解的地方，也可以聯絡研究會查詢。

34. 可以提供直傳靈氣前期及後期課程的內容簡介嗎？

前期課程共分兩天進行，當中內容包括：

- 直傳靈氣開辦的動機
- 直傳靈氣的宗旨與規約
- 靈氣的歷史

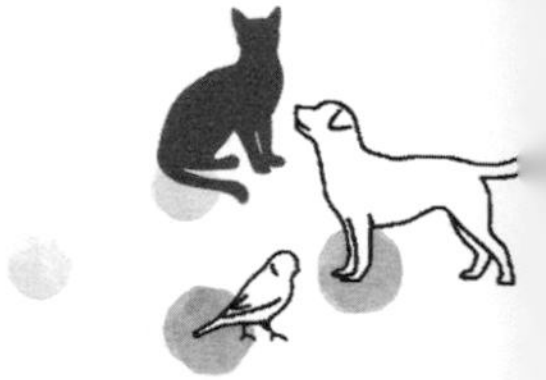

- 五戒奉唱，靈授
- 公開傳授
- 病腺的概念
- 符文教授
- 血液交換法教授
- 靈氣迴流及靈氣傳導
- 修習靈氣的方法
- 練習

後期爲一天課程，當中內容包括：

- 五戒奉唱，靈授

- 符文教授
- 性癖治療教授
- 靈氣迴流及靈氣傳導
- 咒文教授
- 遠隔治療教授
- 練習
- 修畢證書頒發

第五部

個案分享

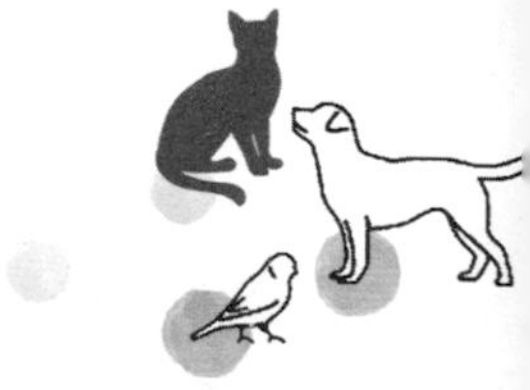

學員／客戶個案分享

這個部分是學員與客戶分享他們的靈氣故事，很感謝他們抽出寶貴時間寫出來。當初聯絡他們說我有這個構想時，他們都很支持，而且沒有拒絕我的請求。有些故事充滿淚水，需要再一次回憶然後化成文字，所以眞的很感謝大家，這裡我想先分享一下自己的故事。

前面已經提到，我開始學習動物傳心與靈氣是因爲我家的貓貓朱仔開始生病，因爲與牠相遇時特別有緣分，所以我也毫不掩飾對牠的喜愛，可惜這小傢伙年少時一直體弱多病，這也是促成我學習動物傳心與靈氣的原因。種種努力下朱仔身體漸漸平穩，而且成爲曾經擁有過二十二吋腰的大肥仔，但二〇一六年時，牠因爲急性腎衰竭離開了我們，不過我也一直慶幸自己學習了靈氣可以幫助牠。

在離世前，朱仔因爲腎石的問題一直很疼痛，牠無法入睡，身體也一直在抖，牠在世的最後幾天，藥物已起不了任何作用。期間我一直爲牠施行靈氣，上班的車途、休息時間、用餐時也爲牠進行遠隔靈氣，下班後也在牠身邊爲牠靈氣。傳送靈氣時牠明顯舒服一些，面部表情也放鬆一點，在痛苦中仍能有一點胃口，而且能呼呼大睡。

所以我常跟身邊人說：不要等到一切都太遲！靈氣雖然不能起死回生，但在西方醫療上已經沒有其他事情可做時，我很慶幸我仍有能做的事，幫助我心愛的動物和人減輕痛苦，而非只是坐在旁邊什麼也做不了。

朱仔是半夜離開的，牠離開時很安詳，雙眼輕閉，表情宛如入睡一般，雙眼完全閉上像是跟我說牠離開了，不要太傷心！牠沒有嘔吐、失禁，樣子很乾淨漂亮。

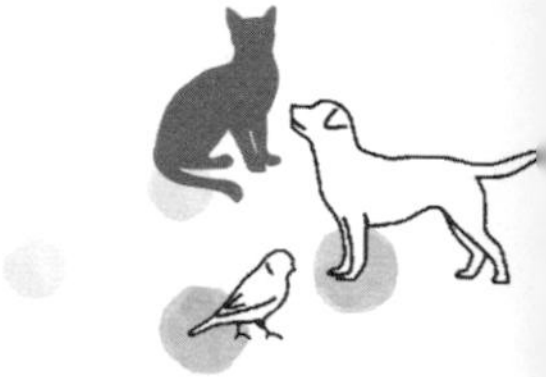

第二天早上，當寵物善終公司的職員來接牠時，牠的身體仍是軟軟的。因爲牠的身型比寵物善終公司的職員預想中肥胖，所以當職員把朱仔放進他帶來的箱子時，需要稍微屈曲一下朱仔的身體，但職員有點驚訝朱仔的腳與關節仍然軟軟的，可以輕易地就放進箱子內。

這位職員是我認識的一位朋友，所以當火化完成後，他很直接的跟我說，朱仔的骨頭很白，生前的身體狀況應該不錯，或沒有服用很多藥物。即使這些只是安慰的話也好，但我還是很慶幸，原來平日定期爲朱仔施行靈氣是有幫助的，在各種悔疚內，我覺得這是我爲牠做的最好的一件事。

所以一切都不會太遲，在自己仍能爲身邊鍾愛的人和動物做些什麼時，請充實自己，活學活用，儘量減少自己的遺憾！雖然每每想起朱仔，我也感到很感傷，但在必要時仍可以幫助身邊所愛的人和動物，其實也是一種福氣吧。當然與自己有緣學習的未必一定是靈氣，但我仍非常建議大家應該選擇一種自己喜歡的能量療法學習使用。

1 上天賜予我們寶貴的禮物

林文娜　直傳靈氣學員

感謝 Alvi 老師，讓我可以向大家分享靈氣帶給我的喜悅，也希望這份喜悅能延續於每一個人身上。

緣分到來接觸靈氣

那年我家小狗患了重病，卻因年事已高，未能動手術醫治。有次親人來訪，談及靈氣療法，問我是否有興趣了解一下，說她的兒子和小狗也正接受靈氣療法，重點是可以親力親為，由自己為他們傳送靈氣，效果十分顯著。於是她傳來一些資料和介紹她的靈氣老師給我認識，最後我報讀了臼井靈氣第一級課程。

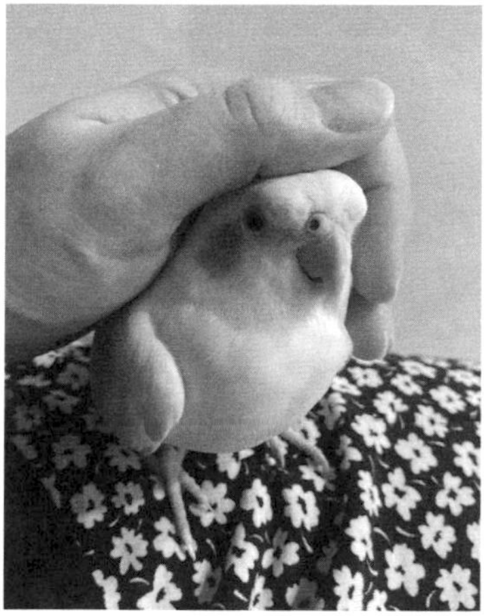
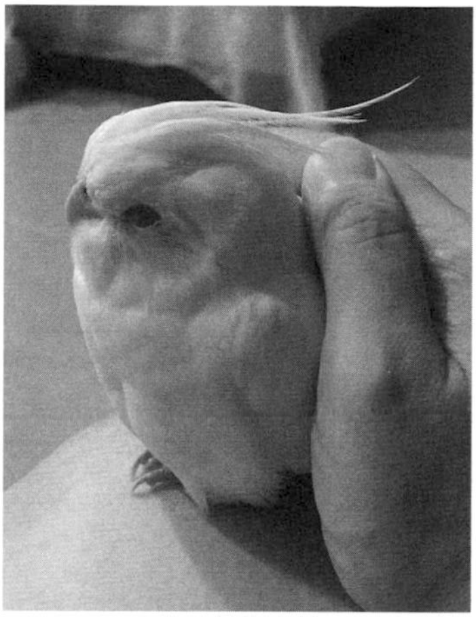

圖中是我為家中兩隻鸚鵡施作靈氣。

完成了臼井靈氣第一級課程後，最初的確很用心進行二十一日淨化，但能量感覺真的很微弱，因而對靈氣的熱情也逐漸冷卻。後來小狗因病離開，便沒有再練習和進行淨化了。直到家中來了兩隻可愛的天竺鼠，牠們的生命既短暫又脆弱，一般身體出現問題時，可能已到無法用藥的階段。面對心愛的寵物因病而受盡折磨，身為陪伴者的我們總是束手無策，除了用傳統醫學去治療外，我們還可以做什麼呢？或當獸醫也宣告無藥可救時，我們還有其他出路可以選擇嗎？突然又讓我想到靈氣，也記得靈氣同學曾經提及直傳靈氣，於是又踏上了這條療癒之路。

完成直傳靈氣的前期課程後，回家練習時我能很清楚感受能量從掌心中發出，並同時提升我對能量的敏感度，實在是意想不到呢！多次靈授後回家練習，每次都能感受靈氣在身體內流動，使我更有信心為別人施行靈氣，好像靈氣已成為了生活的一部分，是如此的自然。更神奇的是，以往因工作壓力，每晚我都需要使用精油才能入睡，可是睡眠品質依然很差，當精油效力退卻後，半夜便會醒來，需要再次擦在太陽穴才可以勉強入睡。但自從學會直傳靈氣，每晚我會把手掌放在胃部，讓靈氣充滿身體，不到數分鐘便輕鬆入睡了，而半夜醒來的次數也大大減少，智能手

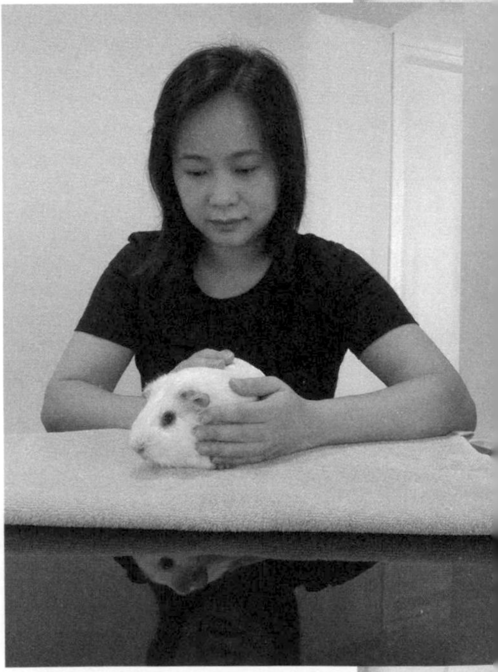

錶測量到的睡眠品質評分也顯著上升，現在我的床邊已不需要放精油了。能夠改善睡眠品質，對很多人來說絕對是天大的喜訊吧！

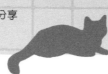

鼓舞人心的個案

懷著感激之心，希望自己有小小的力量時，可以多為動物付出。老師組織了靈氣幫助小組，組內都是跟老師學習直傳靈氣的學生，當有動物需要幫忙時，同學會把資料放在群組，加上老師的建議，一班善心的同學便會騰出時間為動物做遠隔治療。

二〇一八年十二月二十一日，一位義工突然聯絡我，她接收了一隻可愛的白色熊仔鼠（雪雪），才一個多月大。可是在身體檢查後，發現身上有多個大大小小的腫瘤，而且一天比一天大，甚至表面的毛髮都被分泌物弄得一團糟，皮膚非常紅，外表看起來十分嚇人。雖然有到診所求醫，但由於熊仔鼠體型太小，不能以切割腫

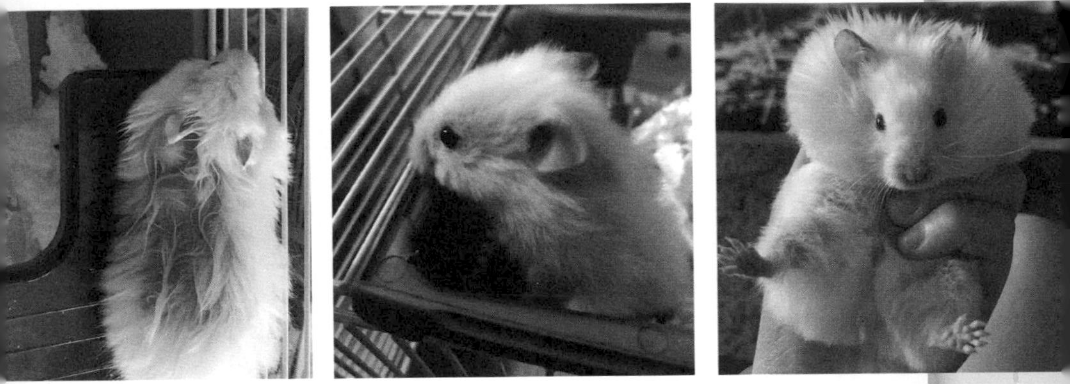

圖片由左起 1. 雪雪最初的情況 2. 數天後漸漸康復，長毛速度很快 3. 康復後的雪雪

瘤方式治療，醫生只能提供止痛及消炎藥物，減輕牠的痛苦，實際上也只是治標不治本。有鑑於此，我把雪雪的資料放上了靈氣幫助小組，隨即一班師兄師姐們都紛紛問候雪雪的情況，大家輪流為雪雪做遠隔治療。

二〇一八年十二月二十九日，只有短短的八日時間，義工發現雪雪情況大有改善，腫瘤一天比一天小，皮膚慢慢的轉變回粉紅色，也沒有再分泌液體，接近完全康復。除了眼睛有少許發炎外，實在很難想像牠之前病得這麼嚴重，現在我們都叫她肥雪了！靈氣幫助小組的組員都感到十分鼓舞，雪雪的例子正正反映出傳統醫學有其局限，如能配合靈氣作輔助，將更能得到理想的效果。而當傳統醫學都未能協助時，我們還能盡力使用靈氣，雖未必一定能根治疾病，卻仍可以為動物帶來多一點愛和支援，減輕疾病帶來的痛楚、穩定情緒等等。

生活上善用靈氣

自從學習了直傳靈氣，才發現身邊親友需要的幫助遠超自己所想。我更笑說可以用「居家旅行必備」來形容自己，平常在家兒子有任何頭痛身熱等，不在身邊時也可以做遠隔治療，感冒發燒一般使用靈氣三小時便可以舒緩症狀。平日同事身體不適，旅行時母親突然感到頭暈，都可以一一為他們盡一點綿力。能夠幫助身邊的動物和親友，同時令自己充滿靈氣，那種快樂和恩典，是不能用言語形容的，感謝上天賜給了我們寶貴的禮物！

2

白柴甘仔的故事

麥藹欣　直傳靈氣學員

二〇一八年夏天，我和伴侶接了一隻赤柴回家。因為怕牠寂寞，還沒到二〇一九年，家中又再添了一隻白柴。說起柴犬，很多人會聯想到牠們幸福滿滿的笑臉，然而牠們性格之獨特，有時令人難以理解，要和牠們好好相處，實在也大有學問。於是我積極地加入不同的柴犬群組，希望能加深對柴犬的認識，而其中一個是「白柴聯盟」。

有一天，在群組內看到柴犬甘仔被大狗咬傷，當時牠爸爸（甘爸）上傳了一張甘仔包住小手的照片，我不以為然，以為只是皮外傷，後來才知道牠的傷勢原來甚為嚴重。

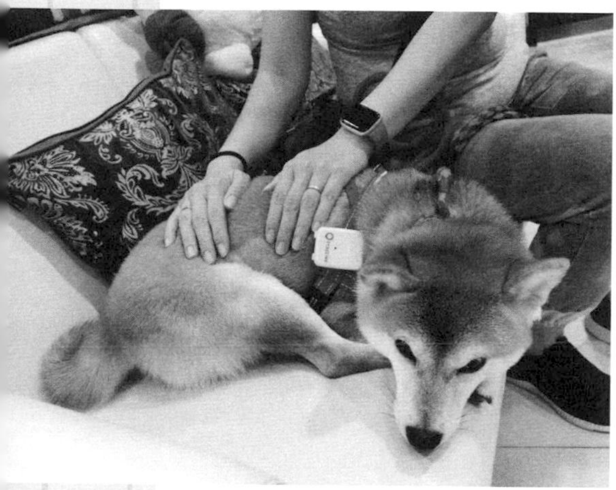

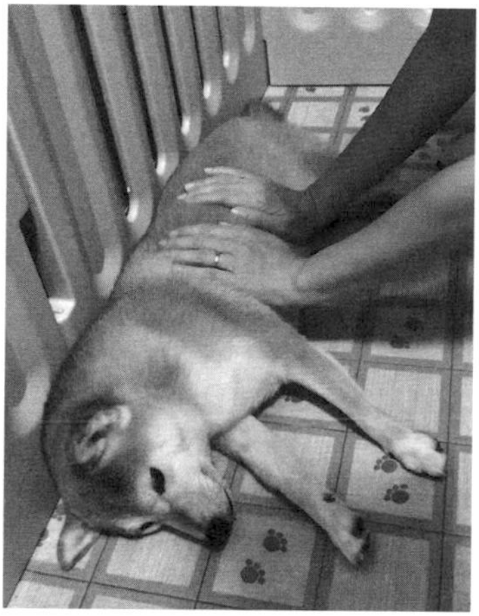

甘仔是中型柴犬，但傷口面積就有兩隻男人手掌般大，而且傷及了真皮層、脂肪層和神經線。原來嚴重受創的甘仔，儘管在最疼惜牠的主人面前，仍然要掩飾傷勢，相信這就是動物其中一種最強的求生本能。

事發那天甘仔像往常一樣跟著一位很疼牠的鄰居在社區散步，但因為甘仔與社區內大部分狗狗都認識，而且一向和平共處，所以一般都不會被裝上牽繩。不過甘仔年幼時曾被大狗襲擊過，因此一直害怕體型比自己大的狗狗，有時會朝牠們吠

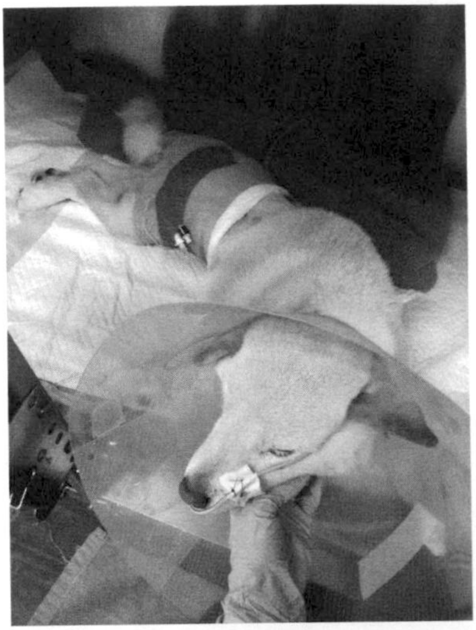

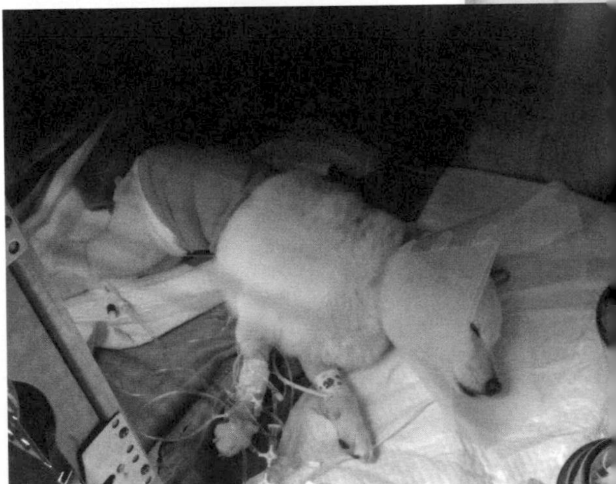

叫。正當他們準備回去時，甘仔突然發現一隻體形較大的陌生狗狗，便衝向牠吠叫。一剎那間大狗也甩開牽繩，直衝向甘仔……

甘仔被牠一口咬著搖晃了多次，背部嚴重受傷。接下來的幾天，甘仔到不同的診所治療，做過一次初部切除壞死皮膚手術，又見過幾位醫生，可是他們對甘仔的情況都表示不太樂觀。後來轉到第四間診所，並安排翌日再做切除壞死皮膚手術，當時甘仔的情況被判定為仍在危險期。

因為如此，我想到可以嘗試用「直傳靈氣」為甘仔做遠隔治療，希望增強牠的自癒能力。更打算將甘仔的個案通知「靈氣幫助小組」，讓組員在空餘時間為牠進行靈氣療癒，於是我向甘爸（甘仔主人）簡單介紹了靈氣，並向他建議上述安排。非常感動甘爸都一一接受，也讓我和甘仔媽媽（甘媽）聯繫，因為她是診所的主要聯絡人，這樣我可以較直接收到有關甘仔的最新情況，我和組員亦可以更有目標地，在甘仔適當的身體部位施行靈氣。那時候其實甘仔已在手術中，為了不耽誤時間，我向 Alvi 老師請教（衷心感謝她很快回覆我），然後通知小組。從那天起，我們各自為甘仔施行靈氣，當中主要包括受重傷的位置（幫助傷口復原），其餘有心臟、胰臟及脾臟（幫助循環系統運作）和胃部（增加食慾）等。這樣大概維持了三星期，甘仔的情況有明顯改善，由於當時小組內有其他小動物更需要協助，所以後來甘仔的靈氣個案改由我一人負責。

甘仔的進度大至如下：

第1週

完成第二次手術，已切除所有壞死皮膚 。醫生用三種抗生素對抗甘仔血液內的毒素，希望幫他度過危險期。甘仔需每日更換繃帶，保持傷口清潔。白血球、紅血球和血小板指數都較低，進行過一次輸血。有關蛋白質的指數亦下降，影響傷口和康復進度。醫護人員嘗試餵食，但甘仔起初都不願意吃，所以用了四天灌食，所幸醫生發現傷口的康復情況雖然緩慢但還算理想。

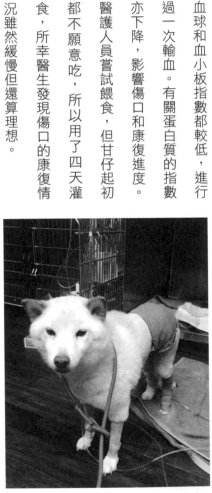

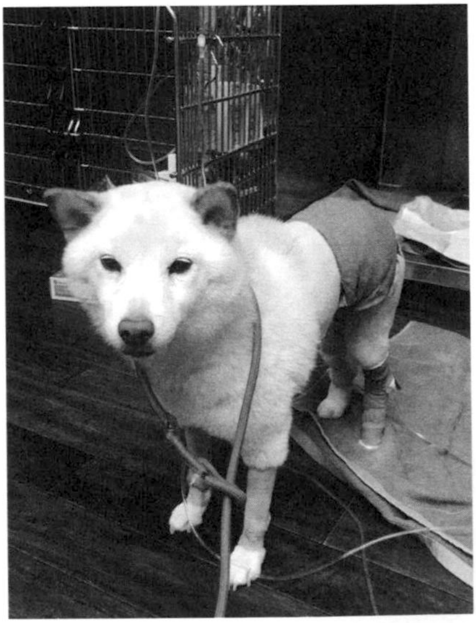

留院中的甘仔

第2週

由於食量不多，血液指數持續偏低。另因服食抗生素導致甘仔連續幾天腹瀉而要暫停，僅靠儀器吸走皮膚的壞組織。然後傷口又驗出抗藥性細菌，先前三種抗生素完全不能再使用。甘仔進行了植皮手術，六成傷口用尾巴和部分小腿的皮膚植皮覆蓋。由於未能確定是否適應新皮膚，醫生估計手術成功率只有六成，不過精神和體力漸漸恢復。

第3週

植皮情況理想，甘仔的皮膚慢慢自癒，原本未被覆蓋的四成傷口已減少至三成，甘仔終於可以出院。期間我跟甘媽約好在當晚探望甘仔，那是我們和他們母子第一次見面。甘媽送上美食禮盒向我們道謝。聽說家人感恩的心可令接受靈氣者的康復進度更理想，所以我也不客氣接受了。到了探病時間，我就跟著甘媽前往甘仔的病房，她突然問我：「甘仔會知道妳就是那位曾經和牠傳心的姐姐嗎？」說到這裡，讓我分享一下我的傳心經驗。和甘仔傳心是我主動提出的，一方面希望可以將父母的心意傳遞給甘仔，也希望讓他們更了解甘仔的心情。記得第一次和牠傳心，開始至結束自己一直流淚，最初我不明所以，曾經懷疑自己是否太感傷。直到最近一次，我和一隻氣管有毛病的狗狗傳心，自己突然開始氣喘，劇烈程度有如短跑後突然停下來的狀態，我才了解到動物傳心真的可以反映動物自身的感覺。回家休養四星期後甘仔的傷口完全癒合，六月底甘仔出席白柴聚會，更成為了我們的男主角呢！

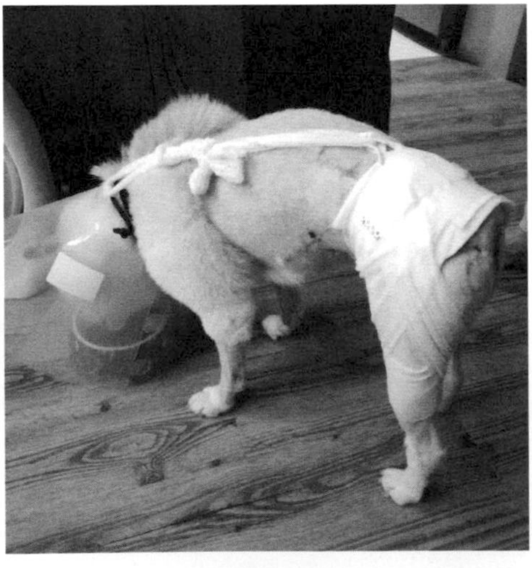
在家療養的甘仔

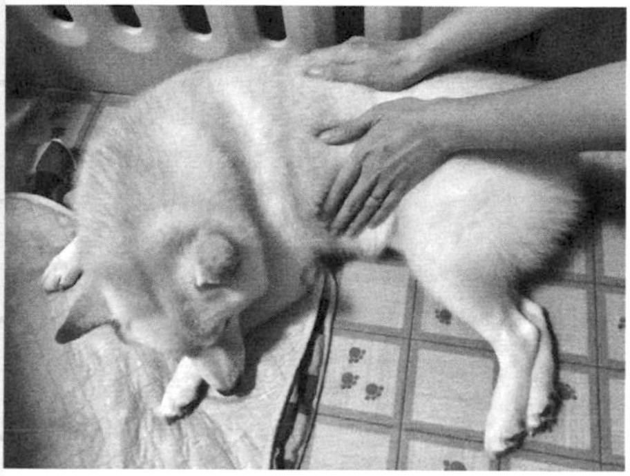

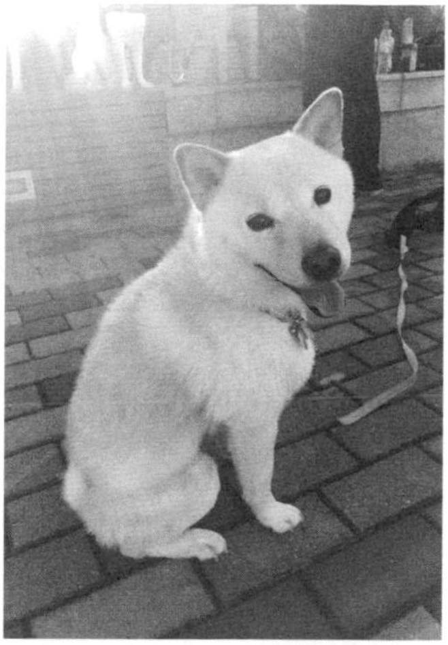

康復後的甘仔

六月底甘仔出席白柴聚會，更成為了我們的男主角呢！

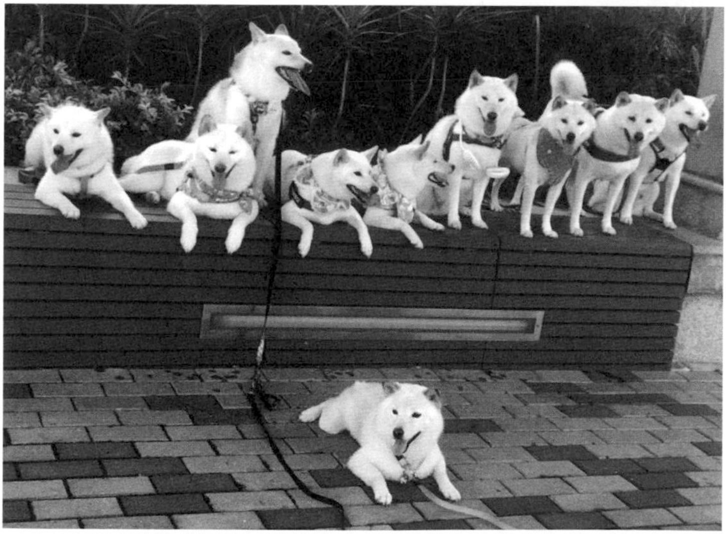

可能你會問，如何證明靈氣幫助了甘仔的復原？當然我沒有用科學去考證過，但就甘仔的個案而言，有一些進展的確跟身體檢查報告背道而馳。例如血液指數明明偏低，理應影響傷口康復，但皮膚的情況反而有進步；又例如甘仔因服食抗生素而導致連續幾天腹瀉，身體應該變得虛弱，但甘仔反而有胃口進食，而且體力好轉。

最後，我要衷心的感謝 Alvi 老師和靈氣幫助小組內每一位曾經為甘仔施行靈氣及送上祝福的朋友。

祝福大家平安喜樂！

3 愛・療癒之手

莊潔兒　直傳靈氣學員

我的背景

一切相遇非偶然，感謝我的角蛙紅寶寶Ruby，沒有牠不會成就今天的我，遇見牠讓我更了解這個宇宙存在無限的可能和智慧。我是一位科學分析研究者，修讀哲學海洋學，從事科學研究分析工作，兒時開始喜歡大自然、動物、海洋、沙灘。我朝著自己的夢想研讀海洋學，成功取得博士學位，並在政府部門和大學任職相關工作。我的理想是以科學理解自然萬物，但明白人的智慧有限，科技和人的思維未能參透一切。

探索直傳靈氣的機遇

除了用慣常的方法採集樣本和分析數據外，我相信大自然有著一股強大的能量流動，是一個宏大的智慧庫，現代科學未能突破，但理性的我當時不願意了解其他另類方法去探究更多。

認識和探索靈氣的機遇由角蛙紅寶寶的出現和離開開始。萬物皆有靈性，紅寶寶起初很怕我，到最後建立了信任，我是感受得到的。旁人覺得角蛙沒有表情和意識，但其實只要細心觀察，牠們是有面部表情的，面上的肌肉有極細微的震動反應，並非面無表情。紅寶寶因病離開而讓我認識 Alvi 老師，隨後學習了動物傳心。學習和練習動物傳心的經歷讓我確信世上是有直覺感應的，是一種能量流動。在我以往動物傳心的個案中發現，大多數的毛小孩身心比較軟弱，動物溝通能夠幫助牠們身心的行為溝通問題，但未能舒緩牠們患病時生理上的種種問題。

當時的我對靈氣認識不多，亦坦言存有大多數人對「靈氣」這個詞彙的謬誤想法，對靈氣仍然有著一種先入為主，屬詭異術法或存有某些宗教教義施法的想法。

我感恩自己的一次醒悟和經歷，衝破了這絆腳石：有一天晚上，我如常在河邊跑步，當回程慢跑的時候，突然感覺有一股暖流由頭頂灌往手掌心和腳板流出，這種感覺十分特別但又異常舒暢。後來隨著好奇心，在晚間練習靜坐以及嘗試能量球練習，自己慢慢地覺知、接受、體驗及相信體內氣的流動，原來人體內真的存有像海洋中的流動，非常奇妙！

認識和練習靈氣的旅程

有一天下班回家途中，我向Alvi老師分享自己身體經常出現痛症的情況，原因是自己過往在戶外工作累積下來的問題。昔日運動受傷的舊患，以及喜歡戶外活動的種種原因等，這些痛症纏繞了我好幾年並沒有好轉。就在老師的鼓勵和支持下，我放下種種的枷鎖，報讀了直傳靈氣課程，嘗試學習靈氣幫助自己，亦希望能幫助更多生命。

在靈氣課程中，我明白靈氣並不是靈異的東西，是天地萬物給予我們的一種能量，除了明白直傳靈氣宗旨、知識和運用方法外，也結識了一班以愛為主的同學，大家一起努力運用靈氣幫助有需要的毛小孩。當我完成靈氣課程後，第一個受惠者當然是我另一位寶貝米格魯V仔。

我記得有一次V仔腸胃不太好，多次嘔吐且悶悶不樂，在這個情況下我第一次嘗試用靈氣幫助牠。當時牠不但乖乖在我身邊躺下半個多小時沒有動，而且眼睛半開半合，樣子超級放鬆。從

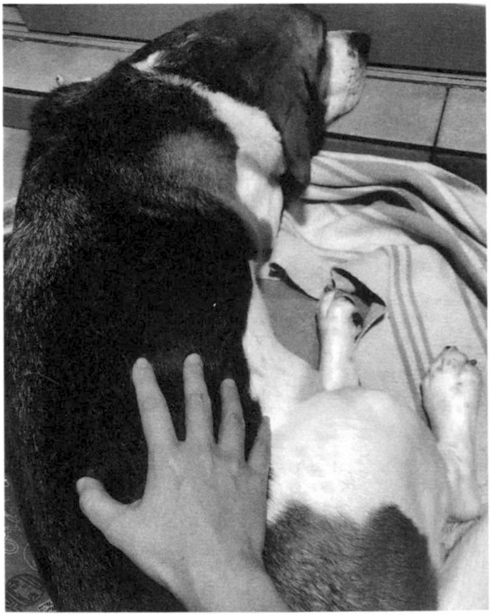

那次後經過連續幾日的靈氣療法，V仔情況有明顯好轉，最特別的是自此之後牠每晚都會「鬧彆扭」要我為牠做靈氣。直到現在我每晚都為牠做靈氣，給牠保健的時間。過程中不但有療癒及保養作用，亦讓我與V仔有更多安靜獨處的時間，更留意對方，感恩的是做完靈氣後牠那雙感激和充滿愛的眼神，令我感覺很溫暖。

愛轉化成療癒之手

除了V仔外，V仔的朋友們也相繼接受靈氣療法，包括兩隻毛小孩——患上淋巴癌末期的汪星人以及患急性腎衰竭的喵星人。印象最深刻的是後者年老患腎病的花貓小妹，當時主人主動要求我為小妹傳送靈氣。小妹當時左邊的腎有腎石，腎功能低，有炎症及貧血，每天要打皮下水和灌食。小妹

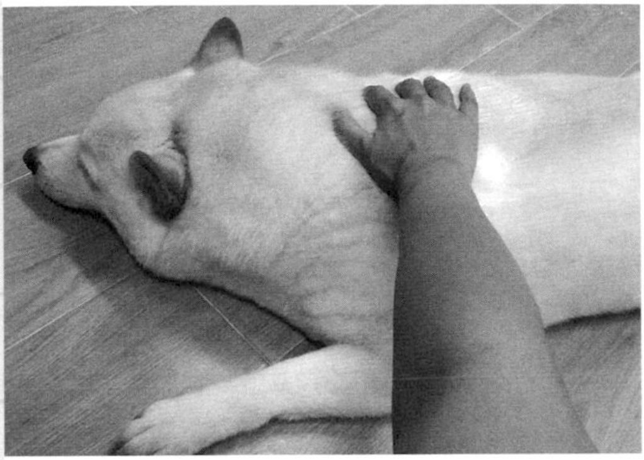

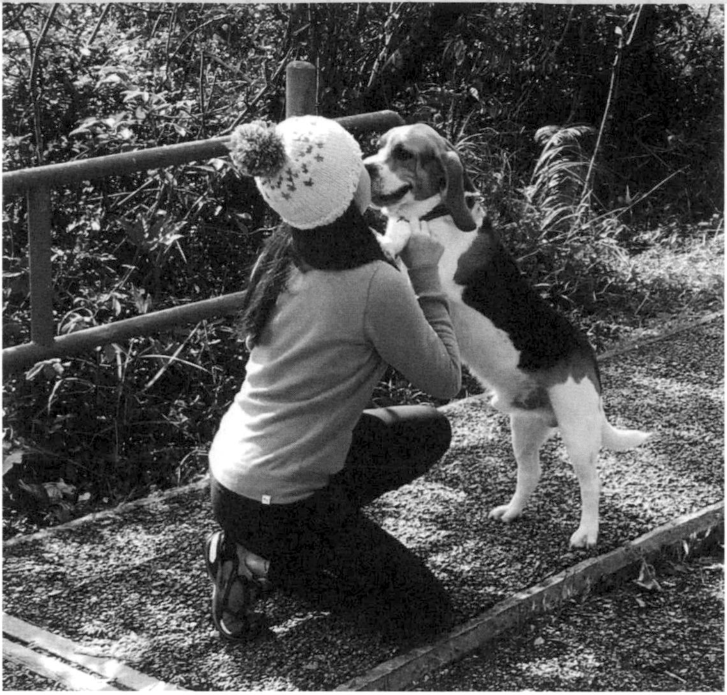

經過兩至三個星期的西醫醫治配合靈氣療法，化驗報告最後顯示小妹完全康復。這經歷讓更多朋友認識靈氣的好處，亦增加了我自己透過靈氣幫助毛小孩的信心。

我的家人一直不太了解我學習的靈氣是什麼，但因我上述的經歷、分享和見證，使他們也接受了直傳靈氣療法。特別是我的父親大人，在一次患上呼吸道感染的情況下，親口要求我為他施行靈氣。經過三天的靈氣療法，他感覺很好，而且比平時的康復時間還短。自此之後家中有親人身體微恙，都需要我這對療癒之手的幫助。朋友知道我能夠以靈氣幫助別人，每一位都會問我同一個問題：幫助別人做靈氣療法是否會影響自己的身體和精神？我的回答是絕對不會！相反我的身體比從前更健康強壯，病痛也明顯減少，沒有從前那麼怕冷。

後記

我希望分享學習及運用靈氣的心路歷程，讓對這方面有好奇心和興趣的你們更了解靈氣的好處。對我而言，靈氣不但能夠幫助別的生命，亦能助己暢通身體氣血，是值得學習的天然智慧。

這個宇宙何等大，其智慧何等高深！只要我們抱著開放和心寬的態度，每個人也能有所得。希望你們亦能夠在不久的將來擁有一對漂亮純潔的療癒之手！

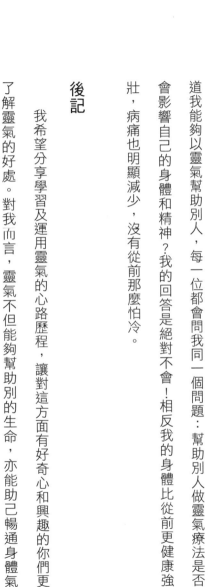

4

我和直傳靈氣的相遇

高洛樺　直傳靈氣學員

我因為家中的黃金獵犬——阿寶突然急病去世而十分傷痛，就在這個時候，得知有人懂得動物傳心，這個人就是Alvi老師。我從老師口中得知動物傳心不是什麼特異功能，而是每個人都具備的能力，於是我便跟Alvi老師學習動物傳心，後來再學習直傳靈氣。

最初自己先學習的不是直傳靈氣而是臼井靈氣，兩者的分別簡單來說就是保留日本傳統和在西方演化過，但同樣都是源自心身改善臼井靈氣療法。當時只是抱著好奇的心態跟Alvi老師學習臼井靈氣，因為學習動物傳心後仍有半信半疑的感覺。學習臼井靈氣卻有即時的感覺，例如能透過雙手感受到對方的反應，因此對靈氣產生了較大興趣。學習臼井靈氣一段時間後，Alvi 老師問我想不想要學習直傳靈氣，於是便開始學習了。

雖然學了直傳靈氣也感覺到它的簡單直接，但因身邊的人大都對於直傳靈氣不太認識，而且他們普遍認為靈氣跟中國的氣功差不多，導致自己有一點心灰意冷而疏遠了靈氣。不過在二〇一九年五月，Alvi 老師誠邀了日本直傳靈氣總會的山口忠夫老師來香港親自教授自傳靈氣。因為我早些年未能跟 Alvi 老師一起到日本的總會上課，所以就參加了這次的課堂。由於我已經完成後期課程，所以這次課堂是屬於複訓，我發現無論是堂上的內容還是課本內容，對比我當年初次上課，有些地方更豐富了。山口老師在課堂上有大部分時間在講述靈氣的歷史，相關資訊非常豐富。山口老師的親身指導，令我對直傳靈氣回復信心並有意成為師範格。

成為師範格需要有一定數量的練習對象，所以自己也開始努力尋找，當然最開始時是找家人幫忙。在直傳靈氣裡有一種叫「病腺」的概念，每個人身體都會

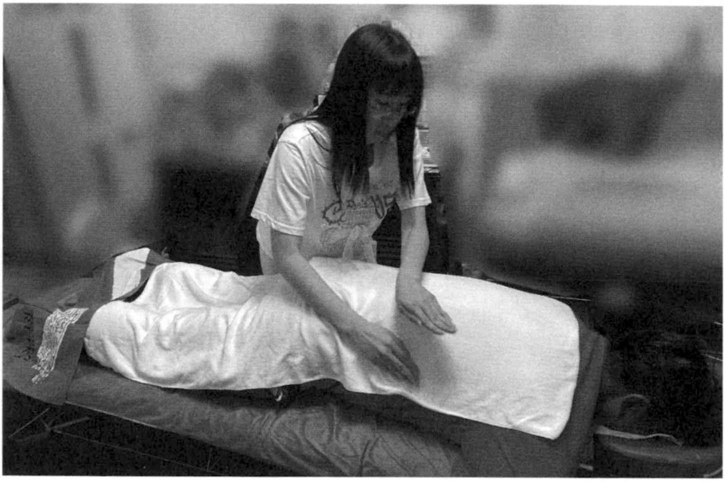

有，而我們就是通過「病腺」的概念使用靈氣去療癒對方。例如我母親的腳部比較差，當我跟山口老師複訓及經過Alvi老師的指導，每天都幫她的腿部做靈氣。起初雙手會感覺到刺痛和麻痺，經過一星期後雖然仍有少許的麻痺感，但母親告訴我，她覺得雙腿比一星期前好了很多。母親說之前她睡醒後下床會覺得雙腿有點無力，但施行靈氣一星期後，下床時就感到十分自然，這是我第一次覺得直傳靈氣真的有成效，而且充滿信心。

之後跟朋友進行靈氣練習，最初她說腸胃不太舒服，於是我先在她的胃部施行靈氣。大約十分鐘過後，我仍感覺不太到胃部的「病腺」。在這個情況下，Alvi 老師曾建議我們嘗試將手放在附近位置感覺「病腺」，於是我便把雙手放在附近的腸部位置，馬上就感覺到非常強烈的麻痺感。施行靈氣後，朋友說她的腸部原本特別容易不適，卻隨著胃部的不適一起舒緩了，不同個案與經驗都令我對靈氣更有信心。

我很希望能透過 Alvi 老師這本書表達自己的感想，進而讓更多人增加對直傳靈氣的認識。在這裡再次感謝 Alvi 老師，令我認識直傳靈氣的美好！

5 直傳靈氣療法個案分享

翁美怡　直傳靈氣學員

二〇一九年有機會在香港接受山口老師的複訓，真心感謝老師 Alvi 安排！起初對複訓後要做什麼沒有太大的期待，純粹只是想再一次更了解直傳靈氣，因為有些細節和疑問都想找出答案。豈料複訓後我發覺我的手感強烈很多，比之前更容易感受到自己和別人身上的病腺，我覺得不應該浪費這種強「感應」，決定找幾位自願的朋友過來做我的「小白老鼠」。一來體驗一下作為靈氣療法師的感覺，二來希望看看用直傳靈氣能如何幫助人。很幸運地反應非常熱烈，竟然有八位朋友立即報名，而且結果也令我自己和他們喜出望外！

個案一：J小姐，一位經常頭痛的公關女強人

這個好朋友一到我家便說那天她的頭痛十分厲害，靈氣完成後她才告訴我，她當天來之前已經吃了兩顆止痛藥，但也沒辦法完全止痛，我知道這個朋友常常精神緊張，於是我說：沒有問題，妳先躺下吧！我在房中早已播一些令人放鬆的純音樂，也點了薰香來幫助她放鬆。

她躺下後我把雙手按在她的頭背上，我的手立即感到非常酸痛，繼而這種酸痛變成一種麻痺感直上到手前臂，我肯定她的腦袋一定超級緊繃，因為充斥著滿滿的負能量。所幸我從她的呼吸聲中聽出她完全放鬆下來，結果我的雙手就一直在她的頭部，超過四十五分鐘，病腺超強！然後我再幫她的腰部位置做了半個小時的靈氣……從黃昏做到天都黑了。

當她起床的時候，她一臉驚訝的說：這是我的頭嗎？為什麼那麼輕？好舒服啊！我好像很久沒感覺過我的頭可以那麼輕，好像清空了裡面塞著很久的垃圾！我

到現在還記得她醒來後驚喜的樣子，然後她才說當天吃了兩顆止痛藥也治不好的頭痛，竟然消失得無影無蹤了，竟然能夠那麼有效地幫助她，真好！

個案二：A先生，一位不斷熬夜的工作狂

因為跟這位朋友曾因公事一起出差，所以我很清楚他有嚴重的睡眠窒息症狀，他的打呼聲真的很驚人，而且在做靈氣之前他的右邊肩膀韌帶曾經斷過，剛做完微創手術，所以他不用多說什麼，我就知道應該處理哪一個部位，可是結果有點出乎我意料啊！

因為這位朋友作息非常不固定，所以他平常一躺下便能呼呼大睡，來到我令人放鬆的房間，當然也不例外了。從我之前做了幾個朋友的靈氣經驗來看，第一次接受靈氣的人大多數頭部都會出現很厲害的病腺。所以我已預計需要超過四十五分鐘來處理他的頭部，而他的病腺果然也沒有令我失望，我的手掌一直都有酸痛感。

接著我以為他韌帶曾經斷過的右邊肩膀位置病腺應該很強烈，但是我感覺到他左邊的肩膀有更強的病腺感，那種麻痺的感覺直上我的前臂，連我的手掌也十分酸痛，就這樣持續四十多分鐘直到感應變得微弱。完成後他竟然說什麼也感覺不到，只是睡得很香……！我就直接告訴他，我感覺不到他右邊肩膀有問題，但是左邊卻有很強的感應。我問他是不是因為之前的問題所以多用左手呢？他說左手在每天睡醒起來的時候都會有麻痺的感覺，有時麻得他睡不了。

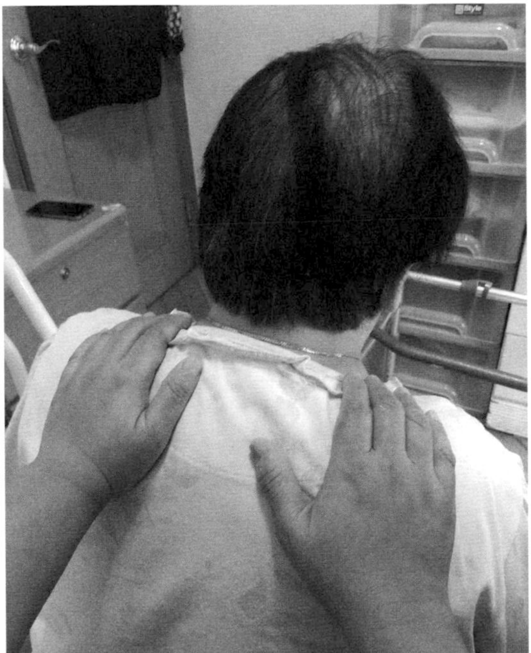

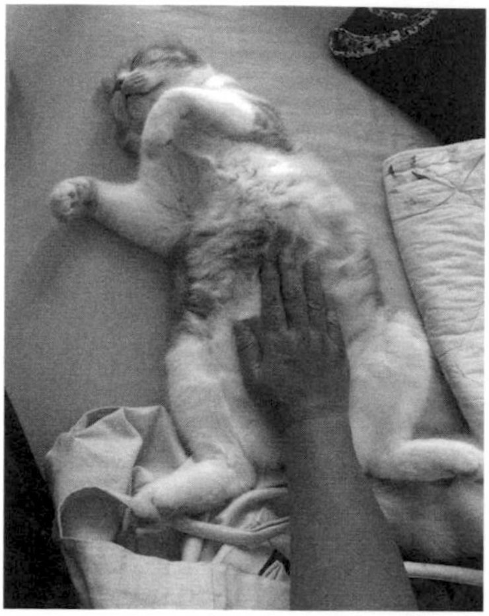

現在我嫂子的貓貓「蘿蔔」也已經變成直傳靈氣的忠實鐵粉了！

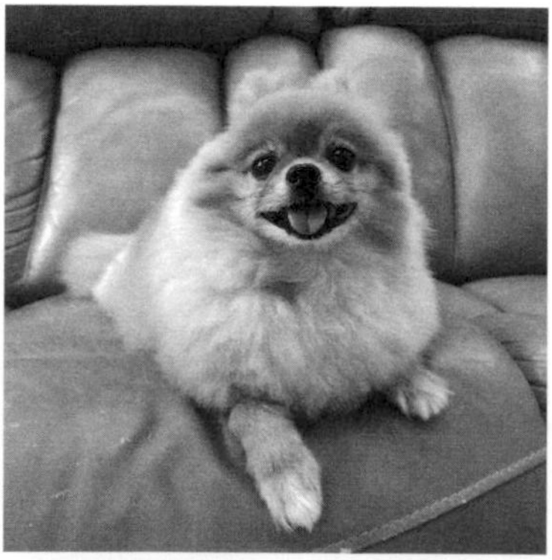

我家 13 歲的博美 Momo，因為牠有心肌肥大的問題，偶爾我也會為牠傳送靈氣！

最大的驚喜是兩天後他告訴我，他左手的麻痺感消失了，現在睡醒後左手也不再麻痺了，後來又說左手麻痺感差不多一個月後也沒有再復發，真是太好了！

在八位自願的「白老鼠」中只有一位表示感受不到任何靈氣的效用，可能是我的功力還很淺吧，不過很高興其他的朋友都說直傳靈氣能幫助解決或大大減輕他們的問題，結果著實令我非常鼓舞！

6

直傳靈氣前期及後期課程感想

羅逸雲　直傳靈氣學員

第一次接觸直傳靈氣是透過朋友介紹，由於自身背部長期有痛症困擾，所以便參加了前期課程，希望對健康有所改善。課堂導師細心講解和引導學員，每個步驟都很清晰易懂，加上實習環節充足，大家都十分投入，全程感覺放鬆舒適，令日常身心疲乏的我有機會洗滌身心靈。

完成課程翌日，剛好碰到一次處理受傷動物的機會，鄰居的小狗在六小時前被其他狗隻輕度咬傷而受驚，我便想起靈氣可以幫助牠。施行靈氣途中見小狗很舒適地睡著，完成四十分鐘靈氣後，牠面露笑容，身體終於沒有顫抖了，主人都覺得神奇。接著順便替主人施行靈氣止痛，作為初學者的我本著助人和把握實習機會的心態，努力嘗試。沒想到對方竟然感覺有實際效用，而且感到很神奇呢！因此便參加直傳靈氣後期課程了。

之後我每一天都幫自己做靈氣，病症是脊椎側彎、背痛，施行靈氣後鎮痛效力十分明顯。母親的腳一直都有靜脈曲張，血氣不通則痛，起初老人家對直傳靈氣有所懷疑，半信半疑。但施行靈氣期間她能感覺到氣流之移動，完成後痛楚消退才驚嘆如此神奇，還想學習此課程呢！

曾有一位牙痛多日的朋友求醫後仍感到不適，服藥未見效果之餘還影響睡眠及胃口，於是我嘗試替對方施行靈氣，翌日便可吃豬排飯，對方都嘖嘖稱奇！

直傳靈氣能夠助人助己，除了減輕痛症之外，不失為減少服藥之自然保健方式。

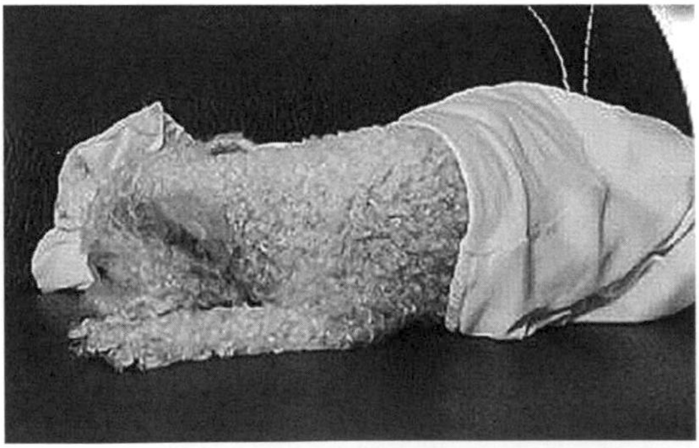

鄰居小狗受傷後六小時仍驚嚇，全身震顫。

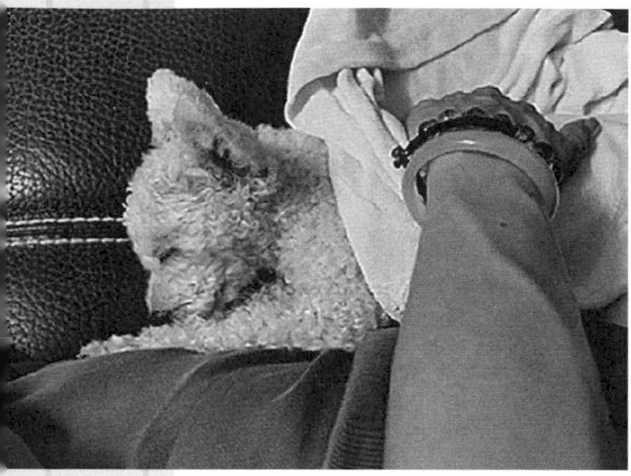

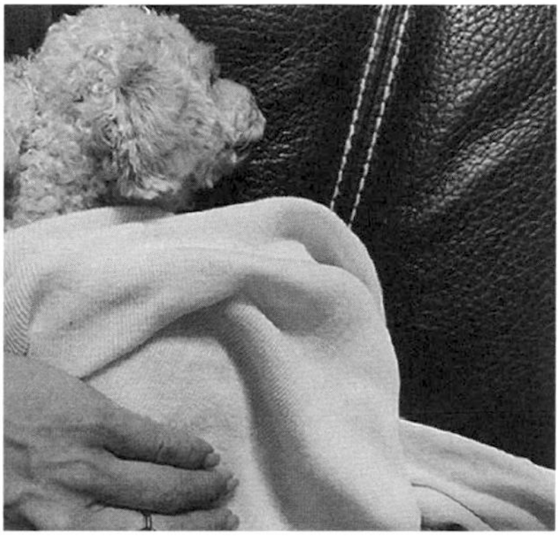

享受靈氣中

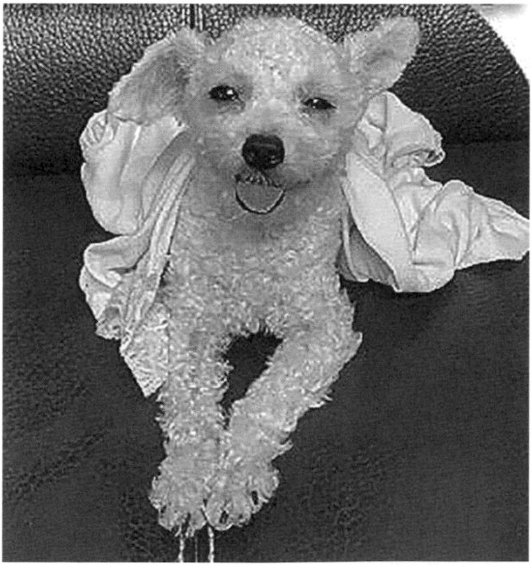

靈氣治療後笑翻，身體穩定下來。

7 由認識到實踐日本直傳靈氣

李慕思　直傳靈氣師範格

作為師範格的我想分享一些我與日本直傳靈氣的點滴！

二〇一五年是我首次接觸直傳靈氣，我的狗名叫細佬B，牠的身體檢驗報告內肝指數非常高，由於我深信靈氣能夠幫助牠，所以聯絡了Alvi老師，請她針對牠的肝臟問題連續七天為牠施行遠隔靈氣。由於狗狗持續嘔吐，所以我未能根據醫生指示的藥量給狗狗服用，不過一個星期後覆診，肝臟指數大幅下降，我除了高興，心裡更加確認日本直傳靈氣的成效！

其實早在二〇一四年牠就患上了心臟腫瘤，雖然這兩年間病情平穩，不過由於二〇一六年牠突然休克，之後心臟便出現積水的狀況，我真的心如刀割。雖然心臟專科醫生已安排抽走積水，不過我也聯絡了Alvi老師為牠每天施行靈氣。

大約一個月後，老師提議我自己學習直傳靈氣，因為每天進行靈氣療法也需要一定費用，既然覺得是有效果的，倒不如自己學習。當時我立即接受她的建議，決心學習並幫忙牠，可惜還未等到上課，細路B便已離開，但感恩他不是在一個痛苦的狀態下離世。

由於我決定學習直傳靈氣完全是因為牠，所以心裡很猶豫要不要繼續學習。老師人很好，她說如果我不想可先把學費退回，經過考慮我還是修讀了直傳靈氣，還決心把前期、後期、師範格也完成了！

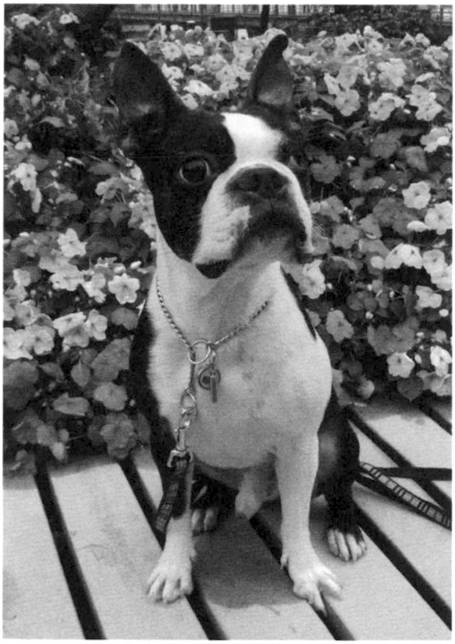

最初打算學習前期課程後便不再繼續，但後期課程可以運用遠隔治療，便繼續修讀。本來以為已經足夠，但在日本跟山口老師學習後，在他細心教導下令我對直傳靈氣更加喜愛，於是努力達到師範格的要求，再到日本完成師範格課程。在這段期間真的獲益良多，認識到很多志同道的朋友。每次上山口老師的課也都收穫滿滿，更幫助不少動物和人！

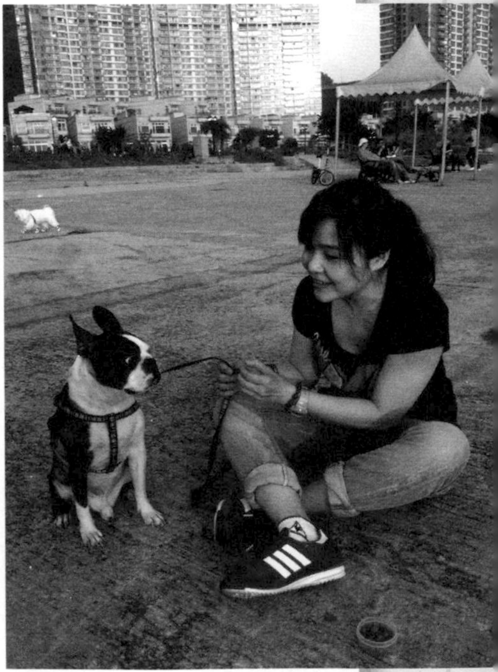

分享一個印象深刻的例子：

某天一位義工聯絡我去幫一隻在山上生活的狗傳送靈氣，這隻狗很年輕，早前失蹤了兩星期，發現牠的時候後腿已不能走動，義工非常擔心牠的狀況。我開始每天為牠傳送約一小時的靈氣，兩天之後牠的後腿已能慢慢站起來。一個星期後情況雖不穩定，但牠的後腿總算能走路了，四十五天後牠已差不多完全回復正常，牠的復原令我充滿成就感，實在令人鼓舞！

我很感恩認識了日本直傳靈氣，可以遇到山口老師，並在香港跟很用心的Alvi老師學習！

在此附上二〇一五年，細佬B肝臟指數在靈氣前後的對比及當年感想。

二〇一五年十月下旬，我十二歲的狗狗細佬B在身體檢查的時候發現肝膽指數突然高得嚇人。指數在正常的情況下：

1. 鹼性酶ALKP指數不應超過212，但當時的報告是610。
2. 丙酸轉氨酶ALT指數不應超過100，但報告是501。
3. 穀氨酰基轉移酶GGT指數不應超過7，但報告是189。

醫生雖然給了不同種類的補肝藥及抗生素，但當中的抗生素會導致狗狗沒有食欲，所以醫生建議狗狗恢復食欲後，才開始服用抗生素。如果未能服用抗生素，情況便難以改善，我很擔心也不知怎麼辦才好。

當時只好聯絡 Alvi 每天進行靈氣療法，期間實在難以讓牠服用抗生素。一個星期後覆診，醫生確信由於未有抗生素的幫助，驗血報告應該不會有好結果了，不過我仍抱有信念，相信靈氣一定有效果的。

結果指數明顯降了不少，鹼性酶 ALKP 指數由610降到311，丙酸轉氨酶 ALT 由501降到266，穀氨酰基轉移酶 GGT 指數則由189下降到83。雖然還未完全康復，但我已經非常高興！

8

直傳靈氣療法個案分享

廖海儀　直傳靈氣師範格

我叫廖海儀，在二〇一八年二月四日完成直傳靈氣前期課程，接著在二〇一八年三月三日也完成了後期課程，在未接觸直傳靈氣之前，我和太太對靈氣沒有任何認識，經 Alvi 老師介紹，知道直傳靈氣不但可加強病人痊癒的可能，也可讓患病寵物加快康復，因為我家有飼養兩隻柴犬，所以我和太太都十分感興趣。除了可以幫助自己及親友外，更可幫助我們的寵物，就這樣跟老師學習直傳靈氣，在課程中我和太太初次認識到直傳靈氣，及靈授後使用靈氣時的震撼，我感覺很直接而且有效快速，實在是意料之外。

在完成全部課程後，我開始不斷地使用靈氣療法，替親友及自己家中的寵物醫治，到現在每日都有實踐靈氣，在眾多個案中，其中有不少人和寵物的疾病都得到根治及痊癒，最令我有深刻體會的有三個個案，分享給大家。

我第一次使用靈氣，就是幫我太太處理頸椎痛楚，她因為長期低頭工作，令頸椎嚴重勞損，常常痛到影響日常生活及睡眠，基本上需要每個星期到中醫針灸，但經過我替她的頸椎做靈氣後，現在再也不用到中醫針灸，而且現在已經痊癒了，不需要我再為她使用靈氣療法了！

另一次是我女兒因意外扭傷膝蓋，下樓梯非常困難，碰巧她兩天後要舉行婚禮，在晚宴上還要跳舞，她緊急的來電求救，我就連續兩晚用靈氣替她長時間處理患部。兩天後，她發覺膝蓋已經痊癒，行動自如，當晚婚禮如常進行，在她的翩翩

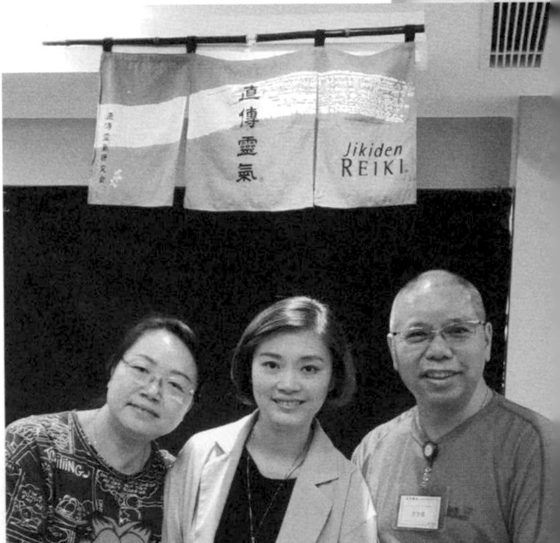

舞姿中，又有誰知道在兩天前，腳傷讓她連樓梯也下不了。

在完成靈氣課程後不久，有一位朋友的寵物狗狗阿旺，不知何時左腳前掌扭傷。每天阿旺起身都要借力拐一拐，才能站起來，出外走動也不自如，牠非常不開心！阿旺主人已帶牠看過獸醫，但未能替牠治療患處感到非常煩惱，我表示可以嘗試使用靈氣幫助阿旺。她半信半疑地表示嘗試下也無妨，我就用遠隔治療阿旺七天。有次我太太見到主人，就問阿旺傷患如何？主人對我太太說，阿旺靈氣後的第二天，早上起來已沒有一拐一拐的，出外行動自如，主人非常感激。

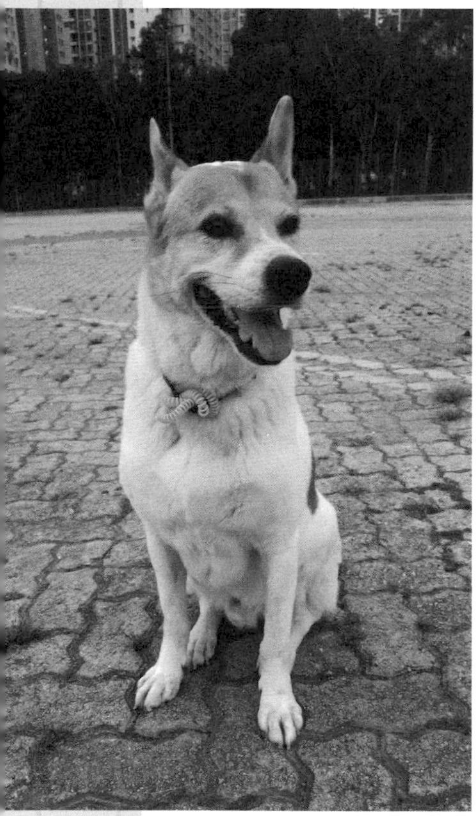

狗狗阿旺

在實踐「靈氣療法」的經歷中，患者每每都會對「靈氣療法」的療效產生懷疑、誤解及抗拒。但我都會讓他們實際體驗，及簡單地解釋「靈氣」的作用。經過實際的體驗後，都會感覺到「靈氣療法」的效果而震撼！當然這需要實踐靈氣者的耐性及對靈氣的信心，因為每個患者所需的時間都不是一時半刻就能達到效果。在現今的社會，人人汲汲營營地生活，有點感嘆要恆常實踐靈氣療法也不是十分容易。

9

遇到適合自己的直傳靈氣

李影梅　直傳靈氣師範格

我是來自澳門的學生，自二〇一七年起跟隨 Alvi 老師學習直傳靈氣，自此與直傳靈氣結下了很深的緣分。

二〇一三年，家人及朋友因癌症相繼離世，看見他們因病折磨了身體與心靈，驅使我開始尋找另類療法，希望幫助受重病的朋友。我曾學習好幾種能量療法，直到遇到了直傳靈氣，就停下學習步伐，以直傳靈氣作為常用的工具至今。

開始時，我以為直傳靈氣沒有什麼大不了，但有一位同事，每當身體不適時會找我為她作能量療法，她亦是首位我施以直傳靈氣的人，在過程中我手有感覺病腺，她自己也感受到能量暖意，大家的感受非常深刻，她最後更對我說，直傳靈氣是她感受最深的能量療法。自此，家中老小及毛小孩，每每遇到身體不適，都會讓我為他們施予直傳靈氣。有次遇到丈夫及大兒子同一時間患上乙型流感，每天為二人施予靈氣及配合中藥治理，二人皆在四至五日內康復。旅遊期間因天氣冷，奶

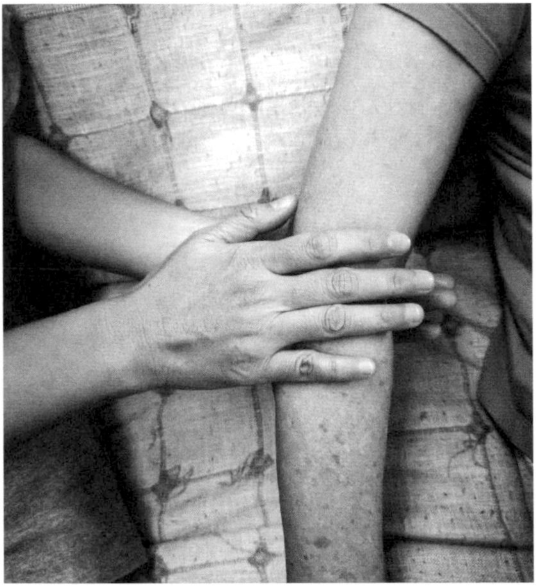

奶氣管不適，在靈氣幫助下，旅程順利完成。她起初懷疑，為什麼一雙手能產生療效？感受過靈氣後，她也覺得家中有人認識靈氣真的方便很多。家中的毛小孩因年紀大了，氣管心臟均出現問題，每次為毛小孩施予靈氣，牠們都乖乖地在你身旁熟睡，直到完成靈氣為止。

因為靈氣的幫助太多，我毅然決定考取師範資格，希望自己教導兒子懂得用靈氣保護自己，以靈氣五戒作為生活目標。想不到，我曾施行靈氣的對象或曾聽我介紹過直傳靈氣的朋友們，知道我成為師範格後，都表示想學習直傳靈氣，使原先擔心未能有資格晉級至師範的我，順利地開班，將直傳靈氣在小小澳門推廣開來。

每逢遇到毛小孩不適或其他不同問題時，我都會找Alvi老師，她都會細心解釋。有次開玩笑地說，完全沒料到直傳靈氣這麼強勁，她回答說，感恩遇到喜愛直傳靈氣的學生，我也感恩遇到了真心運用直傳靈氣的老師。

10 靈氣客戶分享

MAGGIE SO

我相信世上有「靈氣」，但起初並不相信它足以改善病情，更不相信是可以學習的，我總認為這是騙人的「神棍」！

從 Alvi 老師那裡得知有物動靈氣（遠隔治療）時，我一直都半信半疑。直至二〇一四年，我竟開始了「靈氣療法」。

當時我家主子名叫龍貓媽媽，牠已經二十二歲，年事已高的牠除了白內障外，還患上子宮腫瘤。腸胃積弱食欲每況愈下，有時甚至不吃，常常疲累但又不能深睡，左腿也出現問題不能站穩，常常跌倒。牠身體情況很反覆，整體來說一直下滑，這兩年內牠經歷了四次徘徊死亡邊緣，獸醫也盡了力，可用的藥物及方法已用盡，不過由於年齡大，也不能做手術，所以能做的也是有限，我也盡力改善居家環境。後來透過動物傳心再作改善，不斷給牠愛與關懷，於我而言龍貓媽媽是我的家人，所以我不斷尋求醫治和舒緩的方法，最終我請 Alvi 老師替牠進行靈氣療法。

不想相信還是得相信，第一次的靈氣經驗真的很神奇！那天下午我抱著牠休息時，突然感覺牠身體近臀部位置發熱，跟身體其他部位明顯不同。我當時感到擔憂，然而十五至二十分鐘過後便回復正常，期間牠一直在睡覺，沒有什麼不適。後來 Alvi 通知我已為牠進行靈氣，也談到過程前後會出現之反應等。太神奇了！正好是我當時感到的反應！

在二〇一五年牠的子宮不停出血，醫生已開了止痛藥、抗生素，但出血狀況仍無法停止，當時醫生也叫我做好心理準備，由於這個品種是沒有止血藥的，醫生說如果兩至三天後也未能止血，牠會很痛，也捱不過這種狀況，到時便要考慮替牠安樂。當日我立即聯絡 Alvi 老師，Alvi 很好心地連續替牠靈氣十天，不但加

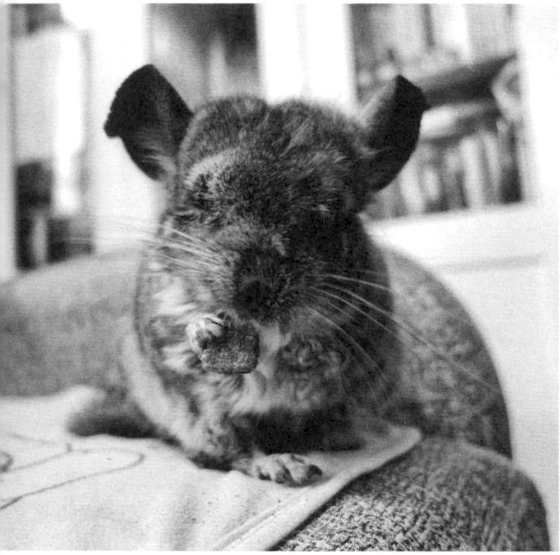 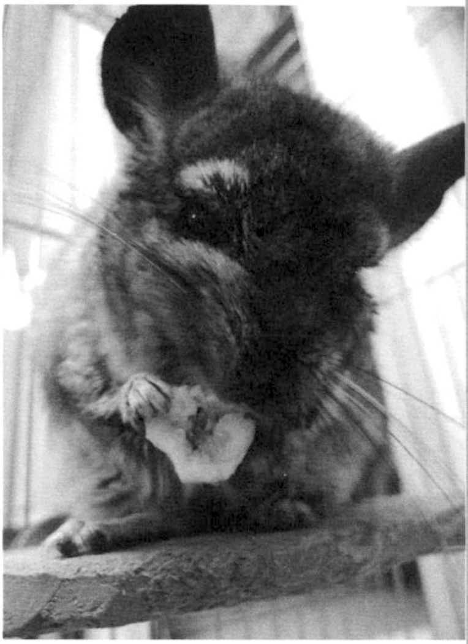

長靈氣的時間，還依需要而處理不同位置。牠的身體因失血變得極為虛弱，不走動、乏力，也不主動進食，看也知道牠非常痛！（當時除了靈氣外，也安排了兩次動物傳心。）感謝主、感謝 Alvi ！牠在靈氣的第三天開始不再流出鮮紅的血，顏色反而更像瘀血；到了第五天出血量漸漸減少；第九天則停止出血了。覆診的時候，醫生發現牠的子宮腫瘤縮小了很多，估計因為排出了內在的瘀血有關。

牠能撐過這些難關，我不斷禱告，也真的感謝神！我很感謝醫生、龍貓媽媽的堅毅，還有 Alvi 在靈氣療法上的熱忱付出。現在我也定期請 Alvi 老師替牠靈氣，我明白有些病症和身體狀況未必能完全治癒，但真的能舒緩和好轉。

世上沒有百分之百的靈丹妙藥，而治病也並非只能靠藥物，總要各方面配合。對我而言，靈氣就是醫藥之外的另類療法。當中的神奇我已深深領受到了，「靈氣」是真實存在、有效而且實用的！

Alvi 老師的技巧、熱忱、細心也是我非常欣賞的，因此牠仍然陪伴著我！

非常感謝！

Maggie So

二〇一六年五月十四日

11

靈氣客戶分享

ARIEL WONG

真的好感恩遇到Alvi！今日貓貓的驗血報告出來發現好多指數都有回降，白血球由25跌至17臨界點，只是血糖仍高，可能因為胰臟還在發炎，而且關於黃疸的指數已由超標回降到安全水平，目前進行了四次靈氣已經有很大進步，非常感謝幫忙！

遇到Alvi是由於貓貓情況很差，血糖嚴重超標加上肝已演化成脂肪肝，出現黃疸。生命危險到需要住院，然後做餵食管手術後發現貓貓缺氧一段短時間，幸好經急救後清醒過來，但需要留在氧氣箱。在找尋關於動物傳心的資料時，發現原來有能量療法，我一直尋找這方面的資訊和價錢合理的組織和療法師！

（在此想說說為什麼我會相信靈氣療法，去年家人患癌症末期，住院期間痛症發作，剛好遇到鄰床病人的兒子懂得以運氣舒緩痛症，當時家人亦覺得有幫助。加上有朋友介紹一些小運動以及請師傅運功療法，當時家人覺得有吸收了一些能量，只是會感到有點疲倦。）

Alvi收費比另一家便宜，而且她真的很好！第一時間打電話給我解釋靈氣療法的功效，又願意當晚進行靈氣。所以我二話不說，知道貓貓還有救的時候就做兩次靈氣。幸運地貓貓住了一晚氧氣箱就保住性命，精神漸漸好轉，比我想像中好。出院後再安排兩次靈氣，非常感謝每次都會比原定三十分鐘的靈氣時間多做十五分鐘，甚至多一倍的時間。

接受靈氣後貓貓都會比較累而且想睡，但一兩天後就會比較活躍。兩次靈氣療法後加上藥物輔助，大便由稀爛變成軟便，而且驗血報告反映有所改善。

Alvi也有感受到貓貓部分器官有所改善，隔了一天後的驗血報告完全能顯示出

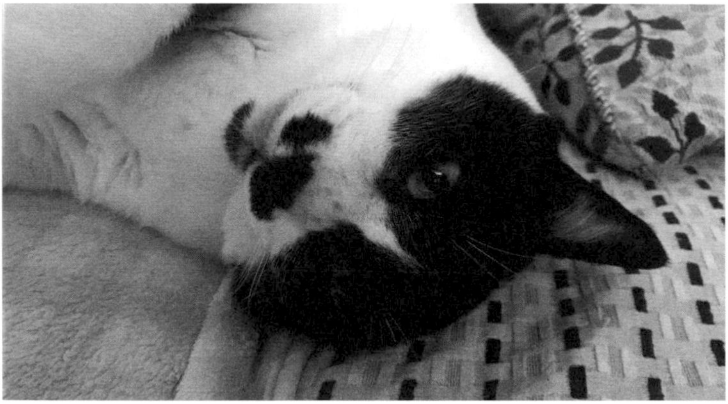

來。不得不驚訝靈氣是實質存在，有一定效用！

可能會說貓貓在家有休息，身體機能會自我修補，但如果了解到貓貓脂肪肝的嚴重性，便會知道情況嚴重。藥物只是輔助，真的要靠貓貓自我復原，但貓貓肝臟已受損，其他器官都開始有受損的跡象，自我修補的機能很難運作正常。一般貓貓出現這個情況需要幾個月才有康復跡象，從入院到現在只花了兩個多星期的時間能有這麼大的進步，我想靈氣是有一定的幫助！

我作為主人覺得藥物亦是必須的，單靠

靈氣療法也很難回復得那麼快。我是這樣理解的，藥物可以防止惡化，好讓身體可以自我復原，而靈氣療法給予動物能量加快復原。如果沒有藥物，對於情況嚴重的貓貓，病菌入侵的速度必定快過復原速度，所以我不會認為靈氣是神一般的療法，但它絕對有一定的效用。

有點長，但真的非常感謝你！從診所帶來了好消息，真的太感動！

Ariel Wong

二〇一七年七月九日

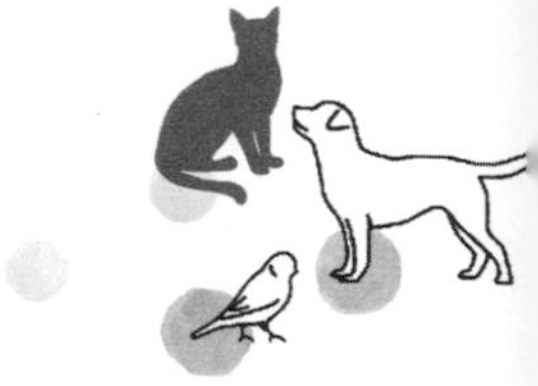

後記

因爲學習動物傳心，繼而學習靈氣，讓我了解到自己有很多可以幫助別人與動物的方法！有時遇到了一些動物個案，我總會想在靈氣完成後跟牠說一些鼓勵和稱讚的話，一方面動物的神奇讓我感到喜悅，一方面能使用靈氣幫助病患令我感到滿足。我以自己只有一本靈氣著作的想法，盡量毫無保留地分享我的知識及個人喜愛的手位，而這些都是與大家一樣，透過學習與經驗中發現的。

萬事萬物都有能量，就如同我們進食，食物轉化成身體所需能量，滋養我們成長。又好比我們在學校上課，在課堂也會認識到不同形式的能量，也會學習到熱能、動能等名詞。所以對「能量」（Energy）這個字其實我們並不陌生，生活上都與能量息息相關，我們只是對能量療法一詞感到陌生而已。

我們生存在一個神奇的世界裡，人與人之間以至於對不同物種的關愛就如能量一樣互相流動、傳達。所以請透過我們靈巧的雙手配合我們的智慧，利用靈氣去幫助自己、身邊的人和動植物，讓我們的世界變得更美好！

說實話，我很喜愛直傳靈氣，使用時我心感喜悅，喜歡它的簡樸、滲透力。所以每次當我能與人分享直傳靈氣時，我都覺得自己格外精神。學習靈氣、直傳靈氣讓我認識了很多人——愛護動物的人、喜愛靈氣的人，也有志同道合，很珍重直傳靈氣這個傳承的人。謝謝在學習的路上可以遇到大家！謝謝山口老師、我的恩師、家人、客戶、學生一直的信任，謝謝大家在書裡分享的故事。也謝謝編輯的建議，諸位讓這本書更圓滿！

本書執筆之時，正好是人類面對世紀疫情的時候，全球有多個地方的人面對著

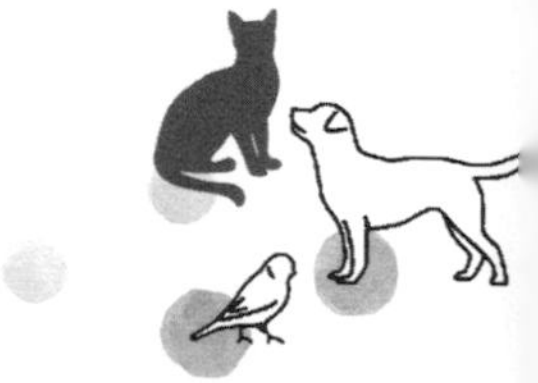

新型病毒。除了身體上的疾病，人心和精神層面更因爲社會問題、各種轉變而充滿壓力、焦慮與不安定，就連身邊的動物都受到波及，身心問題日益嚴重。此刻我眞的感到，能幫助身心的力量在這個時代尤其重要！

最後，多謝大家忍耐我粗淺的文筆！

衷心感謝生命中遇到的老師們、動物們！

感謝上天，讓我走上這趟神奇的旅程！

願您們喜歡書中的分享！

祝大家身心安康！

Alvi, AC Elements

有關直傳靈氣的參考書目（如有遺漏，請見諒！）

1. *The Light of the Origins of Reiki: A handbook for practicing the original reiki of Usui and Hayashi* by Mr. Tadao Yamaguchi, ISBN-13: 978-0914955658

2. *The Hayashi Reiki Manual: Traditional Japanese Healing Techniques from the Founder of the Western Reiki System* by Mr. Frank Arjava Petter, Mr. Tadao Yamaguchi, Mr. Chujiro Hayashi, ISBN-13: 978-0914955757（此書的中譯本《靈氣實用手位法——西方靈氣系統創始者林忠次郎的療癒技術》橡樹林文化，二〇一七年）

3. *This is Reiki: Transformation of Body, Mind and Soul from the Origins to the Practice* by Mr. Frank Arjava Petter, ISBN-13: 978-0940985018

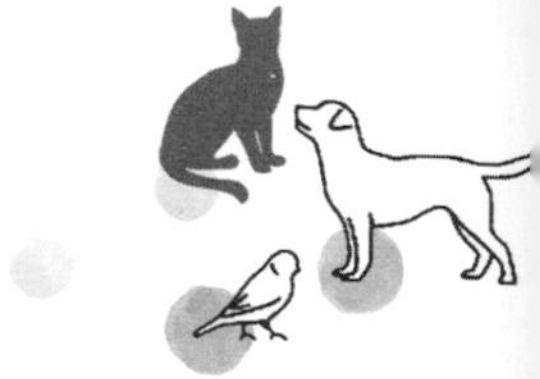

4. *Reiki and Japan: A Cultural View of Western and Japanese Reiki* by Masaki Nishina, Edited by Amanda Jayne, ISBN-13: 978-1545392898

5. *Women in Reiki: Lifetimes dedicated to healing in 1930s Japan and today* by Silke Kleemann and Amanda Jayne, ISBN-13:9783754307533

6. 直傳靈氣：靈氣眞相與歷史腳步，作者山口忠夫／盧隆婷譯，白象文化，二〇一五年

＊而相關的報紙剪報，可以到日本國立國會圖書館申請。

聯絡資料

直傳靈氣®Jikiden Reiki

直傳靈氣研討會本部事務局

〒 600-8478 日本京都市下京區 綾小路 油小路西入 92 信友堂

https://jikiden-reiki.com

AC ELEMENTS

AC Elements 心動傳然工作室

聯絡人：Alvi（直傳靈氣　師範）

www.acelements.com/jikidenreiki

眾生系列　JP0186

療癒人與動物的直傳靈氣

作　　者／朱瑞欣 Alvi
責任編輯／劉昱伶
業　　務／顏宏紋

總 編 輯／張嘉芳
出　　版／橡樹林文化
城邦文化事業股份有限公司
104 台北市民生東路二段 141 號 5 樓
電話：(02)2500-7696　傳眞：(02)2500-1951
發　　行／英屬蓋曼群島商家庭傳媒股份有限公司城邦分公司
104 台北市中山區民生東路二段 141 號 2 樓
客服服務專線：(02)25007718；25001991
24 小時傳眞專線：(02)25001990；25001991
服務時間：週一至週五上午 09:30 ～ 12:00；下午 13:30 ～ 17:00
劃撥帳號：19863813　戶名：書虫股份有限公司
讀者服務信箱：service@readingclub.com.tw
香港發行所／城邦（香港）出版集團有限公司
香港灣仔駱克道 193 號東超商業中心 1 樓
電話：(852)25086231　傳眞：(852)25789337
Email: hkcite@biznetvigator.com
馬新發行所／城邦（馬新）出版集團【Cité (M) Sdn.Bhd. (458372 U)】
41, Jalan Radin Anum, Bandar Baru Sri Petaling,
57000 Kuala Lumpur, Malaysia.
電話：(603) 90578822　傳眞：(603) 90576622
Email：cite@cite.com.my

內　　文／歐陽碧智
封　　面／兩棵酸梅
印　　刷／韋懋實業有限公司

初版一刷／ 2021 年 10 月
ISBN ／ 978-986-06890-7-5
定價／ 400 元

城邦讀書花園
www.cite.com.tw

國家圖書館出版品預行編目（CIP）資料

療癒人與動物的直傳靈氣 / 朱瑞欣著 . -- 初版 . -- 臺北市：橡樹林文化，城邦文化事業股份有限公司出版：英屬蓋曼群島商家庭傳媒股份有限公司城邦分公司發行，2021.10
面； 公分 . --（眾生：JP0186）
ISBN 978-986-06890-7-5（平裝）

1. 另類療法　2. 健康法　3. 能量

418.995　　110016411

廣 告 回 函
北區郵政管理局登記證
北 台 字 第 10158 號

郵資已付　免貼郵票

104 台北市中山區民生東路二段 141 號 5 樓

城邦文化事業股份有限公司

橡樹林出版事業部　收

請沿虛線剪下對折裝訂寄回，謝謝！

|橡|樹|林|

書名：療癒人與動物的直傳靈氣　書號：JP0186

橡樹林文化

讀者回函卡

感謝您對橡樹林出版社之支持，請將您的建議提供給我們參考與改進；請別忘了給我們一些鼓勵，我們會更加努力，出版好書與您結緣。

姓名：＿＿＿＿＿＿＿＿ □女 □男 生日：西元＿＿＿＿＿年

Email：＿＿＿＿＿＿＿＿＿＿＿＿＿＿＿＿

●您從何處知道此書？

□書店 □書訊 □書評 □報紙 □廣播 □網路 □廣告 DM

□親友介紹 □橡樹林電子報 □其他＿＿＿＿＿＿

●您以何種方式購買本書？

□誠品書店 □誠品網路書店 □金石堂書店 □金石堂網路書店

□博客來網路書店 □其他＿＿＿＿＿＿

●您希望我們未來出版哪一種主題的書？（可複選）

□佛法生活應用 □教理 □實修法門介紹 □大師開示 □大師傳記

□佛教圖解百科 □其他＿＿＿＿＿＿

●您對本書的建議：

＿＿＿＿＿＿＿＿＿＿＿＿＿＿＿＿

＿＿＿＿＿＿＿＿＿＿＿＿＿＿＿＿

＿＿＿＿＿＿＿＿＿＿＿＿＿＿＿＿

非常感謝您提供基本資料，基於行銷及客戶管理或其他合於營業登記項目或章程所定業務需要之目的，家庭傳媒集團（即英屬蓋曼群商家庭傳媒股分有限公司城邦分公司、城邦文化事業股分有限公司、書虫股分有限公司、墨刻出版股分有限公司、城邦原創股分有限公司）於本集團之營運期間及地區內，將不定期以MAIL訊息發送方式，利用您的個人資料於提供讀者產品相關之消費與活動訊息，如您有依照個資法第三條或其他需服務之務，得致電本公司客服。

我已經完全了解左述內容，並同意本人資料依上述範圍內使用。

＿＿＿＿＿＿＿＿＿＿（簽名）

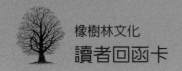

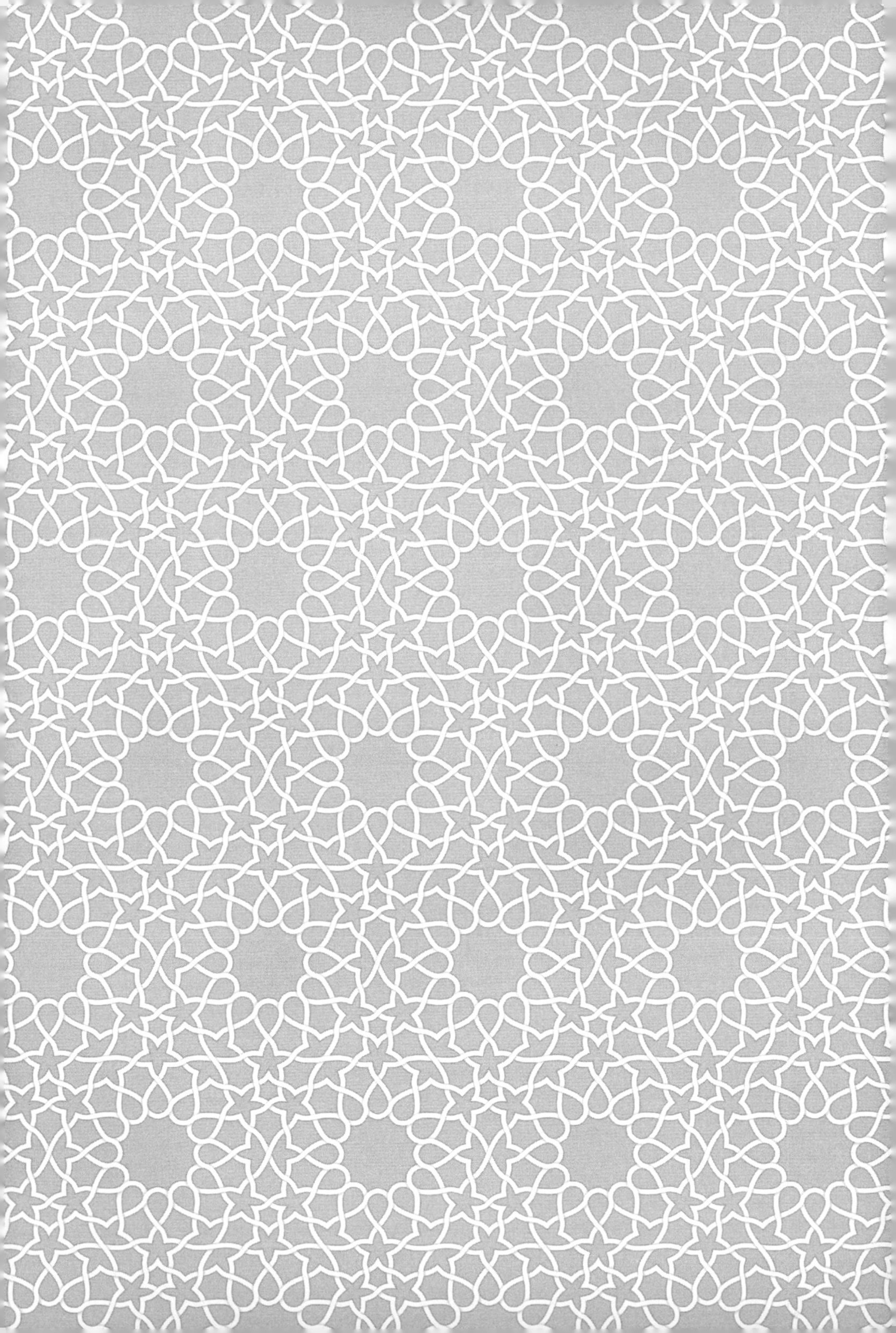

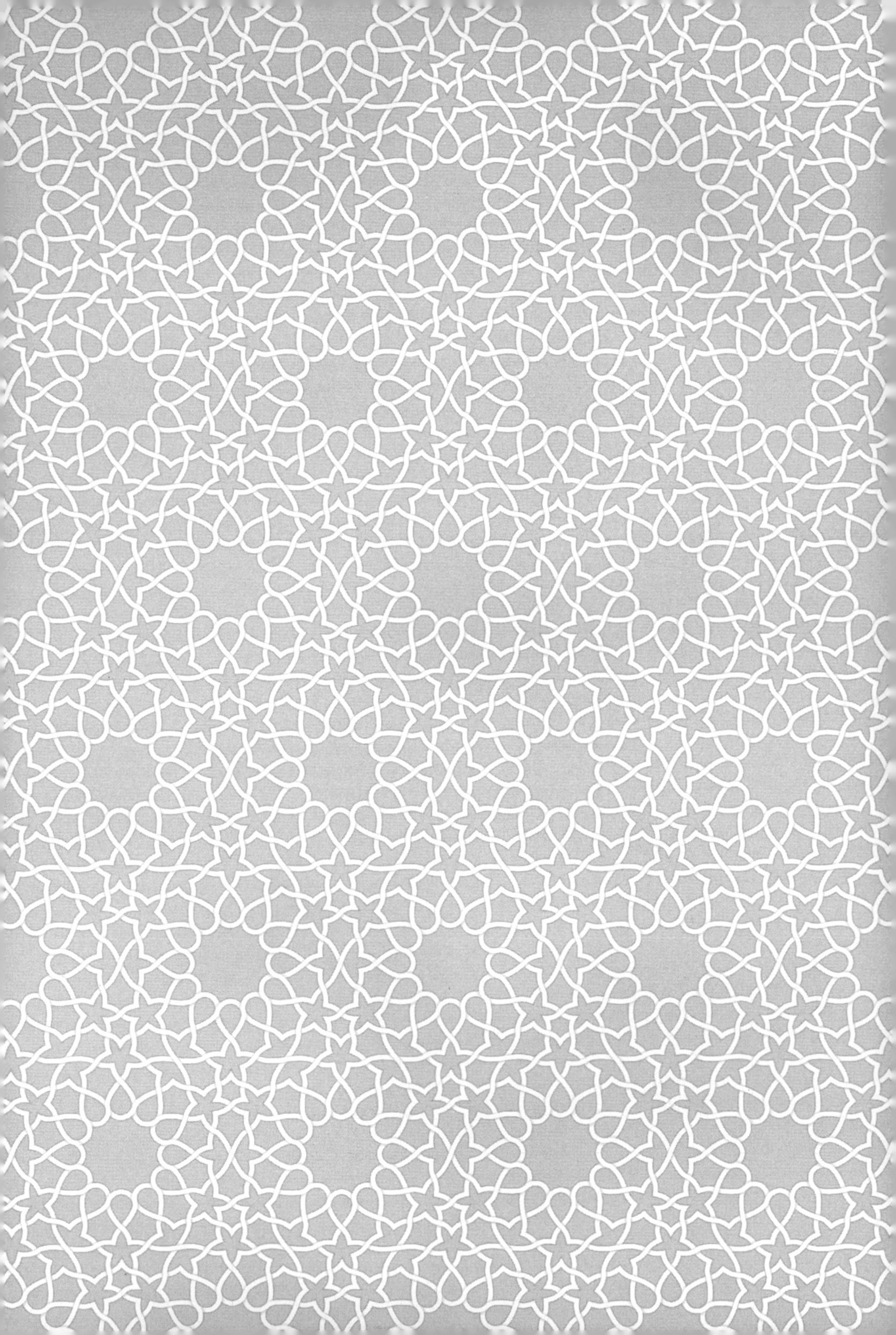